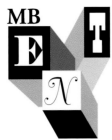

編集企画にあたって……

　舌下免疫療法の効果と安全性が皮下免疫療法よりも優れているとの欧州の論文を読むたびに，ぜひとも日本でもスギ花粉症に対して舌下免疫療法を行ってみたいと思っていた．2000 年頃の話である．2004 年，日本科大学・大久保公裕先生からスギ花粉症に対して舌下免疫療法を一緒にしてみないかとのお誘いがあり，即座に了承した．10 月から 6 大学共同で，スギ花粉症に対する舌下免疫療法の臨床研究を開始した．当時，ワクワクしながら，対象患者に声をかけたのを鮮明に覚えている．あまり期待しすぎて，あまりたいした効果が得られなかった場合，失望は大きいだろうなとも思ったが，「60％程度の効果」は，きっと得られるはずと積極的に患者に勧めた．その結果，2005 年春，対象患者すべて，ほとんどアレルギー症状がでなかった．しかし「なんと素晴らしい結果なのだろう」とはいかなかった．2005 年春，スギ花粉はほとんど飛散しなかったのである．なんということだろう．どうしてスギ花粉飛散予測をして開始しなかったのだろうと後悔もしたが，すべて忘れて次の年にかけることにした．地元の新聞にスギ舌下免疫療法の募集記事を掲載し，患者を募った．予定数が集まり，再度 10 月から開始した．もちろん 2004 年に開始した 2 年目の患者も再開した．2006 年春，スギ花粉は順調に（？）飛散し，予想していた効果を認めることができた．以後 14 年が過ぎ，スギおよびダニ舌下免疫療法は保険収載され，耳鼻咽喉科，小児科，内科で行われている．

　日本では，2 種類の舌下錠において成人と小児で各 2 つ，計 4 つのプラセボ対照二重盲検試験が行われた．ここ 2〜3 年のシステマティックレビューおよびメタ解析には，必ずこの 4 編の論文が引用される，極めてエビデンスレベルの高い臨床試験である．さらにスギとダニの 2 種類の舌下錠の安全性に関しても最近論文が掲載された．2004 年の臨床研究からは数段の進歩と言えると思うとともに，共同著者として胸を張りたい．

　今回の企画は，スギ・ダニともに舌下免疫療法を詳しく知っていただく企画を行った．基礎から臨床まで揃えたつもりであるが，どちらかというと臨床重視とした．このほうが若い読者に喜ばれると考えた．舌下免疫療法の効果発現機序は，正直に言って，まだ十分に解明されていない．幾つかの説はあるが，どの説にも疑問点が残っている．この「詳しく知りたい！舌下免疫療法」を読んで，舌下免疫療法の作用機序を解明してくれる若手研究者が出現してくれることを切望する．同様なことが臨床マーカーにも言える．どうか頑張って欲しい．

2020 年 8 月

藤枝重治

JN117590

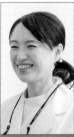

大澤　陽子
（おおさわ　ようこ）

1998年	福井医科大学（現，福井大学）卒業
2000年	真生会富山病院
2006年	福井大学医学部博士課程修了（法医学教室と免疫学教室に学内留学）その後，福井大学病院「鼻外来」を3年間担当
2009年	公立丹南病院耳鼻咽喉科，科長
2014年	福井赤十字病院耳鼻咽喉科，副部長
2018年	同病院，部長

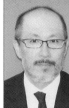

寺田　哲也
（てらだ　てつや）

1992年	大阪医科大学卒業
2001年	同大学大学院修了
2002年	UCLA Clinical Immunology and Allergy
2006年	大阪医科大学耳鼻咽喉科，講師 国立大阪医療センター
2007年	洛和会音羽病院耳鼻咽喉科・頭頸部外科，部長
2012年	大阪医科大学耳鼻咽喉科・頭頸部外科，講師
2014年	同，准教授

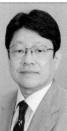

増山　敬祐
（ますやま　けいすけ）

1979年	熊本大学卒業
1985年	同大学大学院修了
1989年	同大学医学部耳鼻咽喉科，講師
1991〜93年	英国国立心肺研究所留学
1994年	熊本大学医学部耳鼻咽喉科，助教授
2003年	山梨大学大学院医学工学総合研究部耳鼻咽喉科・頭頸部外科，教授
2019年	諏訪中央病院耳鼻咽喉科，部長

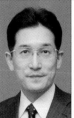

岡野　光博
（おかの　みつひろ）

1989年	香川医科大学卒業
1993年	岡山大学大学院修了 島根県立中央病院耳鼻咽喉科
1995〜98年	米国ハーバード大学客員研究員
1998年	岡山大学医学部附属病院，助手
2003年	同大学大学院医歯学総合研究科，講師
2004年	同大学大学院医歯学総合研究科，助教授
2007年	同，准教授
2017年	国際医療福祉大学医学部耳鼻咽喉科学，教授

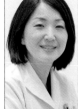

濱田　聡子
（はまだ　さとこ）

2000年	大阪医科大学卒業 関西医科大学耳鼻咽喉科入局
2002年	立川病院耳鼻咽喉科
2003年	関西医科大学附属男山病院耳鼻咽喉科，助手
2009年	同大学大学院博士課程修得 医療法人美杉会男山病院耳鼻咽喉科，医長
2011年	星ヶ丘厚生年金病院耳鼻咽喉科，医長
2013年	関西医科大学香里病院耳鼻咽喉科，医長
2015年	同，部長／講師
2020年	同病院准教授

山田　武千代
（やまだ　たけちよ）

1989年	福井医科大学卒業
1994年	同大学大学院医学研究科修了
1996年	同大学医学部耳鼻咽喉科・頭頸部外科，助教
2000年	米国カリフォルニア大学ロスアンゼルス校（UCLA）（文部省在外研究員）
2003年	同大学医学部耳鼻咽喉科・頭頸部外科，講師
2015年	同，准教授
2017年	秋田大学医学部耳鼻咽喉科・頭頸部外科，教授

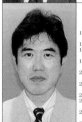

上條　篤
（かみじょう　あつし）

1989年	山梨医科大学卒業 同大学大学院入学
1991年	国立生理学研究所留学
1993年	山梨医科大学大学院修了
1999年	米国テキサス州立大学小児科リサーチフェロー
2003年	山梨大学耳鼻咽喉科・頭頸部外科，講師
2011年	埼玉医科大学耳鼻咽喉科／アレルギーセンター，講師
2014年	同，准教授
2016年	山梨大学耳鼻咽喉科・頭頸部外科学講座，准教授
2017年	同大学レルギーセンター，副センター長兼任
2018年	埼玉医科大学耳鼻咽喉科／アレルギーセンター，教授

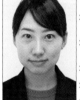

原口　美穂子
（はらぐち　みほこ）

2009年	徳島大学卒業 上尾中央総合病院研修医
2011年	日本医科大学耳鼻咽喉科・頭頸部外科入局 同大学付属病院
2013年	同大学千葉北総病院耳鼻咽喉科，助教
2016年	同大学多摩永山病院耳鼻咽喉科，助教
2019年	同大学付属病院耳鼻咽喉科・頭頸部外科

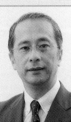

湯田　厚司
（ゆた　あつし）

1988年	三重大学卒業 同大学耳鼻咽喉科入局
1994年	同，助手
1995〜97年	米国Georgetown大学留学
2000年	三重大学耳鼻咽喉科，講師
2009年	同，准教授 同大学附属病院，教授（併任）
2011年	ゆたクリニック，院長
2017年	滋賀医科大学，客員教授（併任）

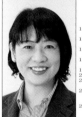

川島　佳代子
（かわしま　かよこ）

1989年	徳島大学卒業 大阪大学耳鼻咽喉科研修医
1990年	関西労災病院耳鼻咽喉科
1994年	埼玉医科大学総合医療センター，臨床助手
1996年	大阪厚生年金病院耳鼻咽喉科，副部長
1998年	同，医長
2004年	同，副部長
2006年	箕面市立病院耳鼻咽喉科，部長
2011年	国家公務員共済組合連合会大手前病院耳鼻咽喉科，部長
2017年	大阪府立病院機構大阪はびきの医療センター耳鼻咽喉科，主任部長
2019年	同センター地域医療連携室部長（兼務）

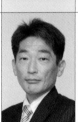

藤枝　重治
（ふじえだ　しげはる）

1986年	福井医科大学卒業
1993〜95年	米国カリフォルニア大学ロサンゼルス校（UCLA）臨床免疫アレルギー科に文部省長期在外研究員として滞在
1996年	福井医科大学医学部附属病院，講師
2002年	同大学医学部耳鼻咽喉科学講座，教授
2003年	福井大学医学部感覚運動医学講座・耳鼻咽喉科頭頸部外科学，教授

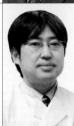

米倉　修二
（よねくら　しゅうじ）

2000年	熊本大学卒業
2001年	千葉大学医学院耳鼻咽喉科・頭頸部腫瘍学入局
2002年	成田赤十字病院耳鼻咽喉科
2003年	千葉市立青葉病院耳鼻咽喉科
2004年	千葉大学医学部附属病院耳鼻咽喉科・頭頸部外科
2010年	同，助教
2015年	同，診療講師
2018年	同，講師
2020年	同大学大学院医学研究院耳鼻咽喉科・頭頸部腫瘍学，准教授 現在，アレルギー外来およびアレルギー臨床試験の主任を担当

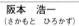

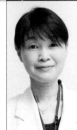

阪本　浩一
（さかもと　ひろかず）

1989年	愛知医科大学卒業 大阪市立大学耳鼻咽喉科入局
1996年	同大学耳鼻咽喉科，助手 同大学大学院修了
2002年	神戸大学耳鼻咽喉科，助手 兵庫県立加古川病院耳鼻咽喉科，主任医長
2003年	兵庫県立こども病院耳鼻咽喉科，医長（兼務）
2009年	兵庫県立加古川医療センター耳鼻咽喉科，部長 兵庫県立こども病院耳鼻咽喉科，部長（兼務）
2016年	大阪市立大学耳鼻咽喉科・頭頸部外科，病院教授

増田　佐和子
（ますだ　さわこ）

1985年	三重大学卒業 同大学耳鼻咽喉科入局
1986年	三重県厚生連中勢総合病院耳鼻咽喉科
1987年	三重大学耳鼻咽喉科
1998年	国立療養所三重病院（現，独立行政法人国立病院機構三重病院）耳鼻咽喉科，医長
2015年	同アレルギーセンター部長兼任

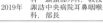

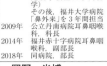

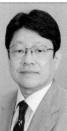

WRITERS FILE ライターズファイル（50音順）

CONTENTS 詳しく知りたい！舌下免疫療法

編集企画／藤枝重治
福井大学教授

Monthly Book ENTONI　No. 250/2020. 10　目次

編集主幹／小林俊光

【ENTONI®（エントーニ）】
ENTONIとは「ENT」（英語の ear, nose and throat：耳鼻咽喉
科）にイタリア語の接尾辞 ONE の複数形を表す ONI をつけ，
耳鼻咽喉科領域を専門とする人々を示す造語．

新刊

＼小児の／ 睡眠呼吸障害 マニュアル 第2版

編集
宮崎総一郎（中部大学生命健康科学研究所特任教授）
千葉伸太郎（太田総合病院附属睡眠科学センター所長）
中田　誠一（藤田医科大学耳鼻咽喉科・睡眠呼吸学講座教授）

2020年10月発行　B5判　334頁　定価（本体価格7,200円＋税）

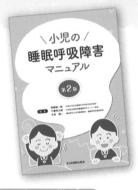

2012年に刊行し、大好評のロングセラーがグレードアップして登場！

睡眠の専門医はもちろんのこと、それ以外の医師、
研修医や看護師、睡眠検査技師、保健師など、
幅広い医療従事者へ向けた「すぐに役立つ知識」が満載。
最新の研究成果と知見を盛り込んだ、
まさに決定版といえる一冊です！

CONTENTS

 全日本病院出版会　〒113-0033 東京都文京区本郷 3-16-4　Tel：03-5689-5989
www.zenniti.com　Fax：03-5689-8030

MB ENT, 250：1-7, 2020

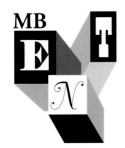

◆特集・詳しく知りたい！舌下免疫療法

舌下免疫療法
―どうして舌下なのか?―

原口美穂子[*1]　　後藤　穣[*2]

Abstract　我が国で舌下免疫療法が実用化されてから 6 年が経過した．海外では 1910 年代から，我が国では 1960 年代から皮下免疫療法が行われており，その有効性のエビデンスは多数蓄積されていたが，アナフィラキシーのリスクがあるため施行できる施設が限られていた．1970～80 年代にはアレルゲン免疫療法の皮下以外の投与経路として経鼻・経口・吸入投与が模索されたが，いずれも実用化には至らなかった．1986 年に舌下免疫療法における初の二重盲検比較試験が報告され，1998 年の WHO 見解書では舌下免疫療法は皮下免疫療法に代わる治療になりうると報告された．我が国では 2000 年から舌下免疫療法の実用化に向けた臨床研究が始まり，2014 年に舌下免疫療法治療薬が発売された．舌下免疫療法の実用化により我が国のアレルギー診療は転機を迎え，根治を目指した治療が普及することとなった．

Key words　スギ花粉症(Japanese cedar pollinosis)，アレルギー性鼻炎(allergic rhinitis)，アレルゲン免疫療法(allergen immunotherapy)，舌下免疫療法(sublingual immunotherapy)，皮下免疫療法(subcutaneous immunotherapy)

はじめに

　我が国で舌下免疫療法が実用化されてから 6 年が経過した．海外では 1910 年代から，我が国では 1960 年代から皮下免疫療法が行われており，その有効性のエビデンスは多数蓄積されていたが，アナフィラキシーのリスクがあるため施行できる施設が限られていた．舌下免疫療法は皮下免疫療法と同様にアレルギー疾患の原因にアプローチして根治を目指すことができ，かつ重篤な副作用のリスクが少ない治療として急速にその地位を高めつつある．本稿ではアレルゲン免疫療法の始まりから 100 年余の代表的な研究をたどり，舌下免疫療法がアレルゲン免疫療法の主流となるまでを振り返る．

アレルゲン免疫療法の黎明期

　アレルゲン免疫療法の始まりは，1911 年の Noon による皮下免疫療法の報告である[1]．Noon はパリのパスツール研究所で病原菌の研究を行った後，ロンドンのセント・メアリー病院に移った．当時セント・メアリー病院では，Wright が腸チフスに対する予防接種を開発し，高い評価を受けていた[2]．Wright のもとで学んだ Noon は，イネ科花粉症に対する予防接種(prophylactic inoculation)として皮下免疫療法を行い，Lancet に報告した．この報告では，秋から春に花粉の抽出物を患者の皮下に毎週注射することで，花粉飛散期である初夏の症状改善がみられたとされている．さらに，過量の注射では重篤な症状が発生する危険性があり，適切な用量で治療することの重要性も指摘されている．Noon はこの報告の年に結核に

[*1] Haraguchi Mihoko，〒 113-8603　東京都文京区千駄木 1-1-5　日本医科大学付属病院耳鼻咽喉科・頭頸部外科
[*2] Gotoh Minoru，同，准教授

表 1. 1954年 Frankland によって Lancet に報告されたアレルゲン免疫療法の初のランダム化比較試験
イネ科花粉抽出物による皮下免疫療法の有効性を示した

Results	Pollaccine（花粉抽出物）	Purified pollen protein（花粉タンパク）	Phenol saline solution（フェノール含有生理食塩水）	Ultra-filtrate（限外濾過液）
Excellent	13	13	1	0
Good	27	25	14	18
Moderate	4	6	11	4
Poor	6	5	24	27

1910 — 1950 年代	1911	Noon 皮下免疫療法報告
	1922	Cooke ハウスダストアレルギー報告
	1929	Freeman 急速皮下免疫療法
	1954	Frankland 皮下免疫療法RCT
1960 年代	1960	荒木 ブタクサ花粉症報告
	1963	アレルゲン治療エキス「ハウスダスト」発売
	1964	斎藤 スギ花粉症報告
	1966	石坂ら IgE発見
	1967	Wide RAST開発
	1968	宮本 ハウスダスト中のダニアレルゲンの重要性
	1969	アレルゲン治療エキス「スギ花粉」発売
1980 年代	1980	Chapman ダニアレルゲンDer 1 同定
	1983	安枝 スギ花粉アレルゲンCry j 1 同定
	1986	Scadding 舌下免疫療法RCT
1990 年代	1990	阪口 スギ花粉アレルゲンCry j 2 同定
	1996	日本アレルギー学会 スギ花粉アレルゲンエキス標準化
	1998	WHO アレルゲン免疫療法ガイドライン
2000 年代	2000	スギ花粉標準化アレルゲンエキス発売
	2001	スギ舌下免疫療法pilot study
	2003	Cochrane 舌下免疫療法メタ解析
	2005	スギ舌下免疫療法RCT
2010 年代	2014	日本アレルギー学会 ダニアレルゲンエキス標準化
	2014	スギ花粉舌下液発売
	2015	ダニ標準化アレルゲンエキス発売
	2015	ダニ舌下錠発売
	2018	スギ花粉舌下錠発売

図 1. アレルゲン免疫療法の歴史（筆者作成）

倒れ, 2年後の 1913 年に死去したが, Noon の学友であり共同研究者であった Freeman が皮下免疫療法の研究を続け, 1930 年にはイネ科花粉を毎日皮下注射する急速皮下免疫療法を報告した[3].

1954 年, Frankland はセント・メアリー病院でイネ科花粉症に対する皮下免疫療法のランダム化比較試験（randomized controlled trial；RCT）を行い, Lancet に報告した[4]. 200 人の患者を無作為に 50 人ずつイネ科花粉抽出物群, イネ科花粉タンパク群, 0.4%フェノール含有生理食塩水群, 限外濾過液群に割りつけ, 皮下免疫療法を行った. 脱落した 2 人を除く 198 人の結果は, 花粉抽出物群は有効 78%, 無効 11%であったのに対し, プラセボ群では有効 33%, 無効 51%であり, イネ科花粉抽出物の皮下注射がプラセボと比較してアレルギー症状を軽減することを示した（表 1）. この研究は, アレルゲン免疫療法の分野でランダム化プラセボ対照比較の手法を使用した最初の研究であり, その後のアレルゲン免疫療法の科学的基盤となった. Frankland は 100 歳を超えても学術活動を続けていたが, 2020 年 4 月 COVID-19 により 108 歳で亡くなった.

IgE の発見と我が国における
アレルゲン免疫療法の始まり

1922 年, 米国コーネル大学免疫学教室の Cooke は室内のハウスダストがアレルゲンとなって気管支喘息やアレルギー性鼻炎の原因となることを報告した[5]（図 1）. 以降, 花粉とともにハウスダストがアレルゲンとして注目されることとなった. 1926 年, Cooke と同じコーネル大学免疫学教室の Coca は, 花粉症や気管支喘息などのアレルギー疾患患者の血清中に即時型の皮膚反応を引き起こ

す物質が存在することを報告し，この物質をレアギン（reagin）と名付けた[6]．その後，長期間にわたりレアギンは *in vitro* では適切な検出法がなく，*in vivo* で皮膚反応検査が行われていた．

1966 年，石坂公成・石坂照子が米国デンバー小児喘息研究所でブタクサ花粉症患者の血清を分画してレアギンの本態を解明し，後に IgE と命名した[7]．IgE の発見はアレルギーの発生機序の解明に画期的な進歩をもたらした．1967 年，Wide らにより radio allergosorbent test（RAST）が開発され，特異的 IgE の測定が可能となった[8]．

我が国では 1960 年に荒木英斉がブタクサ花粉症[9]，1964 年に斎藤洋三がスギ花粉症[10]，1964 年に杉田和春がカモガヤ花粉症を報告した．これを受けて，1960 年代から花粉やハウスダストに起因するアレルギー性鼻炎に対して国内で皮下免疫療法が開始された．1963 年には鳥居薬品からハウスダスト治療エキス，1969 年にはスギ花粉治療エキスが発売され，全国のアレルギー専門家により皮下免疫療法が行われるようになった．1968 年には我が国の宮本昭正[11]，オランダの Voorhorst[12] らがハウスダストとヒョウヒダニとの皮内反応閾値が強く相関することを報告し，ハウスダスト中のダニアレルゲンの重要性を指摘した．一方，1950 年代からの高度経済成長期には木材需要の増大により，成長が早く加工に適した木材である日本スギ，ヒノキの植林が多く行われた．その成長に伴い，1970 年代からは毎年大量のスギ花粉，ヒノキ花粉が飛散することとなった[13]．

舌下免疫療法の開始と欧州での普及

1986 年，英国医薬品安全委員会は，英国内で過去 29 年間に皮下免疫療法におけるアナフィラキシーで 26 人の死亡報告があったことを発表した[14]．その多くは，十分な心肺蘇生ができない施設での施行例であった．皮下免疫療法の安全性への懸念の高まりに伴い，皮下以外の投与経路によるアレルゲン免疫療法が注目されるようになった．皮下以外の投与経路として探求されたのは，

経鼻，経口，気管内，舌下であった[15]．経口，気管内，経鼻は，いずれも有効性のエビデンスが不十分であり実用化に至らなかった．また，治療の濃度が合わないと気管内投与は気道症状の誘発，経鼻投与はくしゃみ，鼻汁，鼻閉を起こすという問題があった．

1986 年英国の Scadding らは初の舌下免疫療法の二重盲検比較試験を報告した[16]．ハウスダストによる通年性アレルギー性鼻炎の患者 18 人に対し，ダニのエキスおよびプラセボを用い，1 日 4 回，2 週間ずつ舌下免疫療法を行った．13 人（72%）がダニのエキスで，4 人（22%）がプラセボで自覚症状の改善がみられたと回答した．鼻誘発試験で改善がみられたのは，ダニのエキスで 11 人（61%），プラセボで 5 人（28%）であった．これらの結果により，舌下免疫療法の有効性が示された．同 1986 年にはフランスで初の舌下免疫療法治療薬が発売となり，欧州を中心に舌下免疫療法が開始された．1993 年には欧州アレルギー臨床免疫学会（European Academy of Allergy and Clinical Immunology；EAACI）の見解書で初めて舌下免疫療法が取り上げられた[17]．

各国の学会が別々に出しているアレルゲン免疫療法のガイドラインを統一するため，1997 年 1 月，WHO の本部であるスイスのジュネーブにおいて国際会議が行われた．フランス，米国，英国，日本を含む 10 ヶ国のアレルギー専門家が集まり，国際的なアレルゲン免疫療法のガイドラインを作成し，1998 年に見解書として発表した[18]．その内容には，アレルゲン免疫療法はアレルギー性鼻炎の治療法であるが，アレルギー性結膜炎，気管支喘息にも効果があること，治療には専門的な知識・技能が必要であること，舌下免疫療法は皮下免疫療法に代わる治療となる可能性があることなどが記載された（表 2）[19]．

1999 年に欧米のアレルギー専門家 37 人と WHO がジュネーブでワークショップを行い，「アレルギー性鼻炎とその喘息への影響（Allergic Rhinitis and its Impact on Asthma；ARIA）」と

表 2. 1998 年 WHO 見解書でのアレルゲン免疫療法の特徴

(1) アレルギー性鼻炎の治療法であるが，アレルギー性の結膜炎，気管支喘息にも効果がある．
(2) 治療には専門的な知識，技能が必要である．
(3) 標準化抗原を使用することが望ましい．
(4) 抗原量を漸増し，5〜20 μg の主要アレルゲン含有の維持量を目指す．
(5) EBM はないが，治療期間は 3 年から 5 年がよいとされている．
(6) アナフィラキシーなどの副作用の可能性がある．

(文献 19 より)

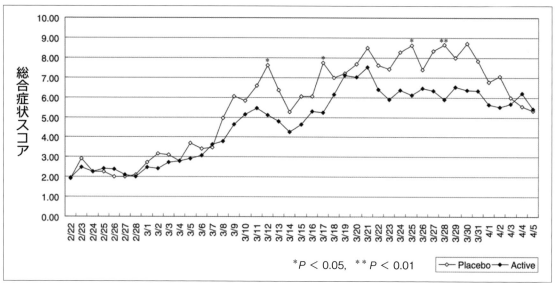

$*P < 0.05, **P < 0.01$　　凸 Placebo　◆ Active

図 2. 舌下免疫療法ランダム化二重盲検比較試験における 2005 年春の総合症状スコアの変化（全国 6 施設）
（文献 23 より）

いう報告書を 2001 年に発表した．この中で，舌下免疫療法は成人および小児において重篤な副作用なく施行できると報告された[20]．2003 年には舌下免疫療法についてのコクランレビューが発表された．1994〜2003 年に行われた 22 のプラセボ対照二重盲検試験（ダニ 6，花粉 15，ネコ 1）のメタ解析で，アレルギー性鼻炎に対する舌下免疫療法の効果と高い安全性が報告された[21]．

我が国での舌下免疫療法実用化までの臨床研究

当科ではスギ花粉症に対して舌下免疫療法を実用化させるべく 2000 年より研究を始めた．いくつかの基礎実験をもとに，日本医科大学倫理委員会の承認を得て 2001 年 7 月〜2003 年 4 月に 5 人（38〜66 歳：男性 1 人，女性 4 人）のスギ花粉症患者を対象とし舌下免疫療法の臨床試験を行った[22]．ホリスター社のスギ花粉エキスを使用し，2 分間舌下に保持し，その後吐き出させた．週 2

回の舌下投与を平均 13 ヶ月間行い，薬物療法のみ行った対照群 5 人と比較して，症状スコア，QOL スコアの有意な改善を認めた．

2004 年 10 月から舌下免疫療法の実用化に向けて厚生労働省研究班を中心に千葉大学・山梨大学・福井大学・岡山大学・獨協医科大学・日本医科大学の 6 施設でスギ花粉症患者 56 人（実薬群 35 人，プラセボ群 21 人）を対象にランダム化二重盲検比較試験を行った[23]．実薬群は標準化スギ花粉エキス 2〜2,000 JAU を舌下投与した．2005 年 2〜4 月の鼻症状スコア，QOL スコア，症状薬物スコアのすべての評価項目でプラセボと比較して有意に改善を認め，有効性が示された（図 2）．アナフィラキシーなどの重篤な副作用はなかった．2005 年のスギ・ヒノキ花粉飛散量は 10,625/個/cm^2（ダーラム法，東京都千代田区）とそれまでの 10 年間で最大の大量飛散の年であり，この年に舌下免疫療法がプラセボより有意に症状改善を示し

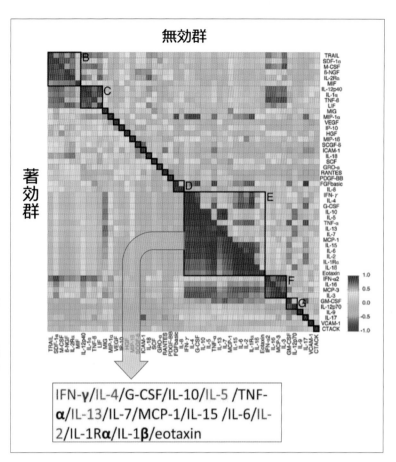

図 3.
アレルゲン免疫療法で測定したバイオマーカーのクラスター解析
著効群と無効群の血清サイトカイン値について測定項目間の相関係数を算出して色分けした. 著効群のみで高い相関関係を示すクラスターには, 多くの Th1/Th2 サイトカインが含まれていた
(文献 26 より改変)

たことは舌下免疫療法の実用化へ進むうえで意義のある結果となった. この臨床試験では, 皮下免疫療法用のスギ花粉エキスを代用していたが, その薬価は 1 本 2 ml (4,000 JAU) で 4,400 円と高額であり, 維持量は週 2 回, 1 回 2,000 JAU と舌下投与としては少ない用量であった. この量で有効性を示す結果が出たことを受けて, 次に用量を増やして開発試験が行われた.

2010 年 10 月からスギ花粉症に対する舌下免疫療法の第Ⅲ相試験としてランダム化二重盲検比較試験を行った[24]. スギ花粉症患者 531 人 (実薬群 266 人, プラセボ群 265 人) が参加し, スギ抗原実薬またはプラセボのいずれかを, 最長 83 週間舌下投与した. 実薬は, 1 日 1 回 2,000 JAU を維持量とした. 2011 年および 2012 年のスギ花粉飛散シーズンで, 実薬群ではプラセボ群に比較して症状スコア, 総合鼻薬物症状スコア, 総合眼薬物症状スコアいずれも有意に改善を認め, アナフィラキシーなどの重篤な副作用は認めなかった. これ

らの研究を経て, 2014 年 10 月にスギ舌下免疫療法治療薬液剤 (維持量 1 日 1 回 2,000 JAU) が発売された. その後, 用量設定試験が行われるとともに, 舌下用の製剤として速溶性の錠剤の開発が進められ, 2015 年にはダニ舌下錠, 2018 年にはスギ舌下錠 (維持量 1 日 1 回 5,000 JAU) が発売された. 当初の液剤から錠剤となったことで, 室温での保管が可能となり, 舌下での保持時間が短縮した.

当科における効果予測因子についての研究

最後に, 当科と東京都で進めている研究につき述べる. 舌下免疫療法の普及を妨げる問題の 1 つとして治療効果予測が難しいことが挙げられる. 舌下免疫療法の効果の有無に関与する因子を探索するため, 2006～2009 年まで東京都医学総合研究所と日本医科大学付属病院, 東京都立病院などの協力医療機関で臨床試験を行った[25]. プラセボは用いず, 参加者 193 人 (期間中の中止 51 人, 試験終了時 142 人) すべてに標準化アレルゲン治療エ

キスを舌下投与した．有効もしくは著効は100人（70%），無効もしくは不変は42人（30%）であった．この中から著効群と無効群を抽出し，治療効果に影響を与える可能性のある因子を網羅的に解析した．代表的な Th1 サイトカイン（IL-4, IL-5, IL-13），Th2 サイトカイン（IFN-γ）測定値は，著効群／無効群間で明らかな相違はみられなかった[25]．そこで，網羅的に測定した血清サイトカインについて相関係数を算出してクラスター解析を行うと，著効群では IFN-γ，IL-4，G-CSF，IL-5，TNF-α，IL-13 など多くの Th1, Th2 サイトカインが強い相関関係を示した[26]（図3）．一方，無効群ではほとんど相関は認めず，これら複数のサイトカイン測定値を用いて治療効果予測につながる可能性が示唆された．患者血液の CD4 陽性 T 細胞について著効群，無効群で発現に差の大きい遺伝子を解析すると，4つの苦味受容体が抽出された[27]．苦味受容体は舌および気道平滑筋に分布し，マスト細胞脱顆粒の抑制や気管支拡張を促し，気管支喘息や閉塞性肺疾患の病態に関与していることが知られているが[28]，スギ花粉症患者でも苦味受容体が病態形成に関与していることが示唆された．今後さらに解析を進め，舌下免疫療法における奏効機構を解明するとともに，将来は治療効果予測にまで応用できるよう研究を推進していく予定である．

おわりに

アレルゲン免疫療法の100年余の歴史を振り返り，舌下免疫療法が主流になるまでの研究内容につき述べた．発売当初より舌下免疫療法を行う場合は講習会受講と施設登録が必須となっている．2020年7月現在，全国の舌下免疫療法登録施設数は，スギ7,512施設，ダニ5,845施設であり[29]，身近な施設で治療が受けられる環境になりつつある．我が国における舌下免疫療法の歴史はまだ6年であり，今後作用機序や効果予測因子の解明が進み，より普及していくことが期待される．

参考文献

1) Noon L：Prophylactic inoculation against hay fever. Lancet, **1**：1572-1573, 1911.
2) Freeman J：Leonard Noon. Int Arc Allergy, **4**（4）：282-284, 1953.
3) Freeman J：Rush inoculation with special reference to hay fever treatment. Lancet, **4**：744, 1930.
4) Frankland AW, Augustin R：Prophylaxis of summer hay fever and asthma. Controlled trial comparing crude grass pollen extracts with isolated main protein component. Lancet, **4**：1055-1058, 1954.
   Summary 皮下免疫療法に対する初のランダム化比較試験である．イネ科花粉抽出物による皮下免疫療法はプラセボと比較して有効であった．
5) Cooke RA：Studies in Specific Hypersensitiveness Ⅳ. New Etiologic Factors in Bronchial Asthma. J Immunology, **7**（2）：147-162, 1922.
6) Coca AF：The newer knowledge of bacteriology & immunology：1004-1015, Jordan and Falk's Co, 1928.
7) Ishizaka K, Ishizaka T, Hornbrook MM：Physiochemical properties of reaginic antibody V. Correlation of reaginic activity with γEglobulin antibody. J Immunol, **97**：840-853, 1966.
8) Wide L, Bennich H, Johansson SGO：Diagnosis of allergy by an in-vitro test for allergen antibodies. Lancet, **290**（7526）：1105-1107, 1967.
9) 荒木英斉：花粉症の研究Ⅱ花粉による感作について．アレルギー, **11**：341-357, 1961.
10) 堀口申作，斎藤洋三：栃木県日光地方におけるスギ花粉症．アレルギー, **13**：16-18, 1964.
11) 宮本昭正，大島司郎，石崎　達ほか：室内塵とダニとの抗原性の一致について　第1報．アレルギー, **17**（2）：85-90, 1968.
12) Voorhorst R, Spikesma FTHM, Varekamp H, et al：The house-dust mite（Dermatophagoides pteronyssinus）and the allergens it produces. Identity with the house-dust allergen. J Allergy, **39**（6）：325-339, 1967.
13) 斎藤洋三，井手　武，村山貢司：新版　花粉症の科学：7-13, 化学同人, 2006.
14) Committee O the safety of medicines：CSM update Desensitizing vaccines. Br Med J, **293**：948, 1986.

15）Valovirta E, Passalacqua G, Canonica GW, et al：Non-injection routes for immunotherapy of allergic diseases. Clin Allergy Immunol, **18**：607-623, 2004.

16）Scadding GK, Brostoff J：Low dose sublingual therapy in patients with allergic rhinitis due to house dust mite. Clin Allergy, **16**：483-491, 1986.
Summary 舌下免疫療法において初めて二重盲検比較試験を行い，その有効性を示した.

17）Mailing H, Weeke B：Position Paper of the European Academy of Allergy and Clinical Immunology. Position paper：Immunotherapy. Allergy, **48**（Suppl）：9-35, 1993.

18）Bousquet J, Lockey RF, Malling HJ：World Health Organization Position Paper. Allergen immunotherapy：therapeutical vaccines for allergic diseases. Allergy, **54**：1-42, 1998.
Summary 世界各国のアレルギー専門家により作成された初の国際的なアレルゲン免疫療法のガイドラインである.

19）鼻アレルギー診療ガイドライン作成委員会：鼻アレルギー診療ガイドライン―通年性鼻炎と花粉症―2016年版：58, ライフ・サイエンス. 2016.

20）Bousquet J, Van Cauwenberge P, Khaltaev N：Allergic rhinitis and its impact on asthma. Aria Workshop Group：World Health Organization. K Allergy Clin Immunol, **108**：S147-S334, 2001.

21）Wilson DR, Lima MT, Durham SR：Sublingual immunotherapy for allergic rhinitis：Systematic review and meta-analysis. Allergy, **60**（1）：4-12, 2005.

22）Gotoh M, Okubo K：Sublingual Immunotherapy for Japanese Cedar Pollinosis. Allergol Int, **54**：167-171, 2005.

23）Okubo K, Gotoh M, Fujieda S, et al：A Randomized Double-Blind Comparative Study of Sublingual Immunotherapy for Cedar Pollinosis. Allergol Int, **57**：265-275, 2008.
Summary 我が国のスギ花粉症患者を対象に舌下免疫療法のランダム化二重盲検比較試験を行い，その有効性を示した.

24）Okamoto Y, Okubo K, Yonekura S, et al：Efficacy and safety of sublingual immunotherapy for two seasons in patients with Japanese cedar pollinosis. Int Arch Allergy Immunol, **166**：177-188, 2015.

25）神沼　修, 後藤　穣, 中谷明弘ほか：アンサンブル学習によるスギ花粉症の治療効果を判定する血清バイオマーカーセットの同定. 日本薬理学雑誌, **146**：249-262, 2015.

26）神沼　修, 後藤　穣, 大久保公裕ほか：統合比較解析で見えてきたアレルゲン免疫療法の作用メカニズム. 日本薬理学雑誌, **154**：23-27, 2019.

27）Gotoh M, Kaminuma O, Nakaya A, et al：Involvement of taste receptors in the effectiveness of sublingual immunotherapy. Allergol Int, **67**：421-424, 2017.

28）Deepak DA, Wang WC, Mcllmoyle EL, et al：Bitter taste receptors on airway smooth muscle bronchodilate by localized calcium signaling and reverse obstruction. Nature Medicine, **16**：1299-1304, 2010.

29）鳥居薬品：アレルゲン免疫療法ナビ　舌下免疫療法相談施設. https://www.torii-akg.jp/

Monthly Book
エントーニ
ENTONI No.236

大好評

MB ENTONI No.236　2019年9月　増大号
174頁　定価（本体価格 4,800 円＋税）

早わかり！
耳鼻咽喉科診療ガイドライン，手引き・マニュアル—私の活用法—

編集企画　順天堂大学名誉教授　**市川銀一郎**

すでに精読した先生方は内容を再確認するため、またこれから読もうとする先生方にはまずその概略を知っていただくために、各分野に造詣の深い先生方に解説いただき、私の利用法も掲載！！

☆ CONTENTS ☆

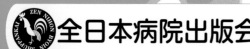
全日本病院出版会
〒113-0033 東京都文京区本郷 3-16-4　Tel：03-5689-5989
www.zenniti.com　Fax：03-5689-8030

MB ENT, 250：9-14, 2020

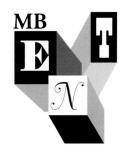

◆特集・詳しく知りたい！舌下免疫療法

舌下免疫療法の臨床効果が得られる症例とは．どんな症例に行うのか

岡野光博[*1]　　春名威範[*2]

Abstract 舌下免疫療法はアレルギー性鼻炎に有効な治療法であるが，その効果には個人差がある．舌下免疫療法は年余にわたる治療法であるため，症例の選択，すなわち臨床効果が得られやすい症例をいかに選ぶかが重要である．我が国での舌下免疫療法の適応は，① ダニまたはスギ花粉が原因となる患者，② 一般的な薬物療法では症状および QOL を十分にコントロールできない患者，③ 臨床的寛解を希望する患者，である．近年の研究で，臨床効果が得られやすい患者として，治療前の ① アレルゲン刺激による好塩基球活性化が高い例，② 血中 IL-12p70 濃度が高い例，③ 結膜誘発反応陽性例，④ 血清シアル化 Fetuin-A 濃度が高い例，⑤ BMI が 25 未満の例，では舌下免疫療法が有効であることが示された．さらに，本治療の"土俵"である口腔内の微小環境，特に唾液による IL-10 産生誘導能が高い例では舌下免疫療法が著効することが明らかとなった．

Key words 舌下免疫療法(sublingual immunotherapy)，適応(indication)，肥満(obesity)，唾液(saliva)，IL-10(interleukin-10)

はじめに

舌下免疫療法はアレルギー性鼻炎に有効な治療法であるが，その効果には個人差がある．例えば 10 cm 長の visual analogue scale(VAS)で評価したスギ花粉症に対する舌下免疫療法の 1 年目の効果としては，約20％の患者が VAS＝0 すなわち無症状になる一方で，約16％の患者は VAS＞7 cm とコントロール不良である[1]．舌下免疫療法は年余にわたる治療法であるため，症例の選択，すなわち臨床効果が得られやすい症例をいかに選ぶかが重要である．本稿では，舌下免疫療法の適応と禁忌も踏まえ，効果予測の現状と課題について概説する．

舌下免疫療法の適応と禁忌

1．適　応

舌下免疫療法は，スギ花粉やダニといった個々のアレルゲンに特異的な免疫寛容(長期寛解)を誘導する治療法である．したがって，症状に合致するアレルゲン検査(皮膚テスト，血液検査)に陽性を示す患者が第一に適応となる．一方，我が国で市販される舌下免疫療法用治療抗原はダニおよびスギ花粉のみである．したがって現状では，① ダニまたはスギ花粉が原因となる患者，② 一般的な薬物療法では症状および QOL を十分にコントロールできない患者(効果が不十分な例，副作用が強い例，アドヒアランスが不良な例など)，③ 臨床的寛解を希望する患者，が舌下免疫療法の適応と考える[2]．

2．禁忌・慎重投与の概要

絶対的な禁忌は，① 不安定な重症喘息を合併する患者(一秒率70％未満など)である．舌下免疫療法によって喘息が誘導されるリスクがある．② 当該の舌下免疫療法剤でショックの既往のある患者も禁忌とされるが，筆者の知る限り本邦での報告

[*1] Okano Mitsuhiro，〒286-8686　千葉県成田市公津の杜 4-3　国際医療福祉大学医学部耳鼻咽喉科，教授
[*2] Haruna Takenori，姫路聖マリア病院耳鼻いんこう科，副部長

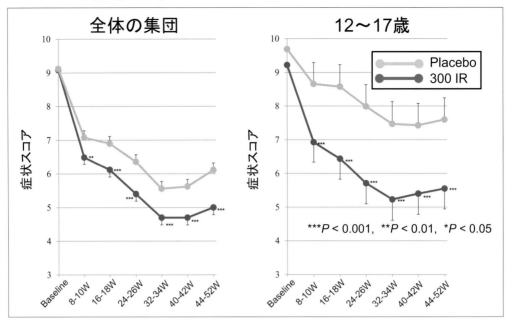

図 1. 国内第Ⅱ/Ⅲ相試験 部分集団解析（年齢）
（文献 3 より筆者改変）

は未だない．また，①治療開始時に妊娠している
患者，②悪性腫瘍，あるいは免疫系に影響を及ぼ
す全身性疾患を伴う患者，③急性感染症に罹患し
ている患者，④転居の予定がある，あるいは継続
的な通院が困難である患者，⑤治療に影響を与え
うる薬剤（非選択的β阻害薬，全身性ステロイド
薬など）を使用する患者，への投与は慎重に判断
する[2]．口腔内に傷や炎症がある場合の対応につ
いては議論があるが，筆者は出血を伴う病変を認
める場合には全身性の副反応を生じるリスクが否
定できないと考え，その期間内の投与は控えてい
る．

舌下免疫療法の効果と年齢

舌下免疫療法は小児に対しても有効な治療法で
ある．詳細は別稿（小児に対する舌下免疫療法の
実際：増田佐和子先生）に譲るが，我々が以前に
行った青年および成人のダニアレルギー性鼻炎患
者を対象にダニ舌下錠（アシテア™）の効果と安全
性を検討したプラセボ対照二重盲検比較試験で
は，全体での集団に比較し12〜17歳でプラセボと
の相対差がより顕著であり，若年者でより効果が
得られる結果となった（図1）[3]．舌下免疫療法には
アレルギー疾患の自然経過を修飾する作用，すな
わち新規アレルゲン感作を抑える作用や，喘息の
新規発症を抑える作用があり，若年者で舌下免疫
療法を行うメリットは高いと考える．一方，舌下
錠については5歳未満の，また舌下液は12歳未満
の小児に対する安全性は確立していない．幼児に
関しては重篤な全身副反応の発見と対応が困難で
あることなどを考慮し，一般的には5歳以上が適
応となる．筆者は，母親が舌下免疫療法を受けて
いる聞き分けの良い4歳児に，舌下免疫療法を開
始したことがある．

高齢化社会への転換に伴い，高齢者アレルギー
性鼻炎への対応を考慮する必要がある．60〜75歳
の高齢アレルギー性鼻炎患者を対象とした，ダニ
アレルゲンによる舌下免疫療法のプラセボ対照二
重盲検試験（n＝95）が報告されている．3年間の舌
下免疫療法による症状スコアの低下率は実薬群で
は44％（$P<0.05$）であったのに対して，プラセボ
で6％（有意な変化なし）であった．また，薬物ス
コアの低下率は実薬群で51％（$P<0.05$）であった
のに対して，プラセボ群では変化がみられなかっ
た．また，高齢者では粘膜バリアの機能低下が危
惧されるが，本臨床研究では全身的な副反応や重
篤な局所反応を認めなかった[4]．すなわち，高齢
者アレルギー性鼻炎においても舌下免疫療法は有

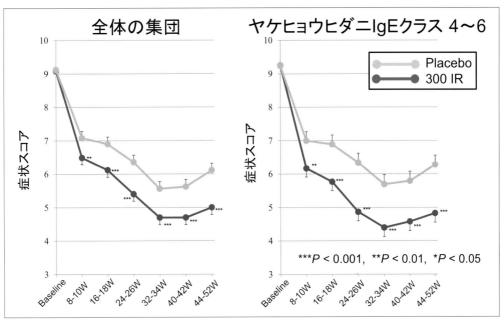

図 2. 国内第Ⅱ/Ⅲ相試験 部分集団解析（IgE クラス）
（文献 3 より筆者改変）

効で安全であることが示された．以上の結果を踏まえ，アレルギー性鼻炎は自然寛解が少ないことも考慮すると，適応年齢の上限はないと考える．

舌下免疫療法の効果とアレルゲン感作

世界的に多重感作例は増加しており，アレルギー性鼻炎では単独感作例よりも遭遇する機会が高くなっている．例えば，スギ・ヒノキ花粉症患者の56％はスギ・ヒノキ以外の抗原への感作を示す[5]．イネ科花粉症患者に対するプラセボ対照二重盲検比較試験では，イネ科アレルゲンを一錠あたり300 IR（アレルゲン換算で25 μg）含む舌下錠での免疫療法は，イネ科花粉単独感作例，ハンノキやブタクサなどとの多重感作例ともにプラセボと比較して有意な症状スコアの低下がみられた[6]．最近の報告でも同様の結果が示され，イネ科花粉症に対する舌下免疫療法の効果は単独感作（プラセボと比べ症状薬物スコアを28％改善）でも多重感作（プラセボと比べ26％改善）でも同等であった[7]．また，多重感作を示すアレルギー性鼻炎患児を対象に，オープン試験にて舌下免疫療法を行った多施設臨床試験がある．2/3の症例では単一アレルゲンで，残り1/3の症例では2種類の抗原で舌下免疫療法を行ったところ，いずれも

症状およびQOLの有意な改善が認められた[8]．以上の結果は，多重感作例であっても舌下免疫療法は適応となることを示唆している．

一方，血清特異的IgE抗体価と有効性についても議論がある．我々が以前に行った青年および成人のダニアレルギー性鼻炎患者を対象にダニ舌下錠（アシテア™）の効果と安全性を検討したプラセボ対照二重盲検比較試験では，全体での集団に比較しヤケヒョウヒダニ IgE クラスが4〜6の集団でプラセボとの相対差がより顕著であり，特異的IgE クラスが高い患者でより効果が得られる結果となった（図2）[3]．

舌下免疫療法の効果予測因子の開発

アレルゲン免疫療法は，臨床的寛解が期待できる根治的治療法である．一方，最近の報告では2年間の免疫療法では治療1年後の鼻粘膜誘発反応はプラセボと有意な差を示さない，すなわち長期寛解が誘導されなかった[9]．このように臨床的寛解を得るには長期間の治療を要する．さらに，アレルゲン免疫療法はすべての患者に有効ではない．これらを背景に，開始時に有効例あるいは無効例を予測する検討が進められている．

これまでに，治療前の ① アレルゲン刺激によ

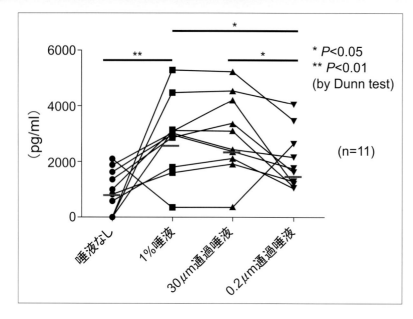

図 3.
自己唾液によるヒト末梢血単球
からの IL-10 産生
（文献 17 より）

* *P*<0.05
** *P*<0.01
(by Dunn test)

(n=11)

る好塩基球活性化が高い例[10]，② 血中 IL-12p70
濃度が高い例，③ 結膜誘発反応陽性例[11]，④ 血清
シアル化 Fetuin-A 濃度が高い例[12]では舌下免疫
療法が有効であることが示されている．① や ③
は抗原特異性が高いことを反映しているとも考え
られる．さらに最近では，⑤ 治療前の BMI が 25
未満と低値の例でスギ花粉症の舌下免疫療法が有
効であることが示された[13]．この結果からは，ス
ギ花粉症患者に対する舌下免疫療法は肥満のない
患者により有効であることが示唆される．そのメ
カニズムは不明であるが，脂肪細胞から産生され
るレプチン（leptin）はマスト細胞を活性化し，
TNF-α 産生などの亢進を介して炎症を増悪し，
治療抵抗性に関与する[14]．舌下免疫療法の効果に
脂肪細胞から産生されるレプチンが関与する可能
性も考えられ，研究の進展が期待される．

唾液と舌下免疫療法

舌下免疫療法は投与ルートとして口腔粘膜を用
いている．口腔粘膜は免疫寛容を誘導しやすいこ
とが知られている．たとえば，口腔粘膜に存在す
る樹状細胞は脾臓や小腸など他器官に存在する樹
状細胞と比較して制御性 T 細胞を誘導しやす
い[15]．また，口腔のランゲルハンス細胞は TLR に
反応して制御性サイトカインである IL-10 を産生
する[16]．

アレルゲンエキスが最初に接触する宿主因子が
唾液である．唾液は 1 日で約 1 *l* 産生される．口
腔液の 99％ は水であるが，イオン（重炭酸炎な
ど），ムチン（MUC5B や MUC7 など），酵素（アミ
ラーゼなど），タンパク（ラクトフェリンなど），
IgA などの免疫グロブリンに加え，細胞成分（好
中球などの免疫担当細胞や口腔微生物）が含まれ
る．

我々は，舌下免疫療法において治療エキスが最
初に接触する宿主因子が唾液であることに着目
し，まず唾液の免疫寛容誘導活性について検討し
た．ヒトボランティアより唾液および末梢血単核
細胞を採取し，分離した単球を種々の濃度の唾液
にて刺激し培養上清中の IL-10 量を ELISA にて
測定し，また単球上の共シグナル分子の発現変化
をフローサイトメータにて観察した．唾液の添加
は濃度依存的にヒト単球からの IL-10 の産生を増
強した．また，唾液の添加は単球からの CD80 お
よび HLA-DR 発現を有意に亢進した．唾液によ
る IL-10 の産生はプロテイン L カラム処理，すな
わち唾液からの免疫グロブリン除去の影響を受け
なかった．一方，唾液へのフィルター処理の効果
を検討すると，30 μm フィルター通過成分では
IL-10 産生誘導作用は維持されるものの，0.2 μm
通過成分ではその作用は軽減された（図 3）．これ
らの検討からは，唾液は，唾液自身あるいは唾液

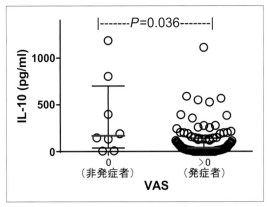

図 4. 唾液添加による単球系細胞からの IL-10
産生による舌下免疫療法の有効性予測
（文献 17 より）

中に含まれる微生物など 0.2〜30 μm 成分の作用
を介して単球系細胞からの IL-10 産生を誘導し，
口腔の免疫寛容を誘導，維持することで，口腔内
炎症の制御や舌下免疫療法の効果発現に寄与する
可能性が示唆された[17]．

　次いで我々は，2015 年に舌下免疫療法を開始し
たスギ花粉症患者を対象として，舌下免疫療法の
効果と唾液による IL-10 産生能との関連を検討し
た．治療開始前，開始 3 ヶ月後，飛散時に唾液を
採取した．単球系細胞株である THP-1 細胞を唾
液にて 24 時間刺激し，上清中の IL-10 を測定し
た．2016 年春の飛散期の VAS を観察した．治療
前唾液誘発 IL-10 量は治療 3 ヶ月後および飛散期
唾液誘発 IL-10 量と有意な正の相関を示した．
VAS が 0 すなわち無症状の患者では，発症者と比
べ治療前唾液誘発 IL-10 量が有意に高かった（図
4：$P<0.05$）．以上の結果から，治療前唾液の
THP-1 細胞からの IL-10 産生能が高い患者では，
舌下免疫療法が著効する可能性が示唆された．

おわりに

　以上，舌下免疫療法の効果を修飾する因子につ
いて概説した．今回の検討からは，若年者で，抗
原特異性が顕著で，肥満でない患者が，舌下免疫
療法が効きやすいといえる．さらに舌下免疫療法
を行う"土俵"である口腔の環境（これはある学会
で発表した際に，座長の太田伸男教授（東北医科

薬科大学）からいただいた珠玉のコメントでした）
が，その働きに重要であると考える．"土俵"につ
いては，現在，舌下免疫療法の効果に関与する唾
液中の微生物（マイクロバイオーム）の同定を試
み，舌下免疫療法のアジュバントに用いることが
可能か，共同研究を進めている．追って報告でき
れば幸いである．

参考文献

1) 湯田厚司：スギ花粉症に対する舌下免疫療法の
ヒノキ花粉症への効果．日鼻誌，**54**：503-508，
2015．
2) 岡野光博：4 章　アレルゲン免疫療法の適応と
禁忌．一般社団法人免疫療法臨床研究会（編）：
22-30．アレルギー性鼻炎に対する免疫療法の
実際と対応．中西印刷，2017．
3) Okamoto Y, Fujieda S, Okano M, et al：House
dust mite sublingual tablets is effective and
safe in patients with allergic rhinitis. Allergy,
72：435-443, 2017.
　Summary　青年から成人の日本人通年性アレ
ルギー性鼻炎患者に対してダニ舌下錠による舌
下免疫療法の効果と安全性を検討した．
4) Bozek A, Ignasiak B, Filipoowska B, et al：
House dust mite sublingual immunotherapy：
a double-blind, placebo-controlled study in
elderly patients with allergic rhinitis. Clin Exp
Allergy, **43**：242-248, 2013.
5) Ohki M, Shinogami M：Allergic sensitization to
perennial allergen in adults and children sensi-
tized to Japanese cedar or Japanese cypress
pollen in Japan. Int J Otolaryngol, 2014：
835790, 2014.
6) Malling H-J, Montagut A, Melac M, et al：
Efficacy and safety of 5-grrass pollen sublin-
gual immunotherapy tablets in patients with
different clinical profiles of allergic rhinocon-
junctivitis. Clin Exp Allery, **39**：387-393, 2009.
7) Nelson H, Blasis M, Nolte H, et al：Efficacy and
safety of the SQ-standardized grass allergy
immunotherapy in mono- and polysensitized
subjects. Allergy, **68**：252-255, 2013.
8) Cipandi G, Incorvaia C, Puccinelli P, et al：
Polysensitization and a challenge for the aller-

gist: the suggestions provided by the Polysensitization Impact on Allergen Immunotherapy studies. Expert Opin Biol Ther, **11**: 715-722, 2011.

9) Scadding GW, Calderon MA, Shamji MH, et al: Effect of 2 years treatment with sublingual grass pollen immunotherapy on nasal response to allergen challenge at 3 years among patients with moderate to severe seasonal allergic rhinitis: The GRASS randomized clinical trial. JAMA, **317**: 615-625, 2017.

10) Van Overtvelt L, Baron-Bodo V, Horit S, et al: Changes in basophil activation during grass-pollen sublingual immunotherapy do not correlate with clinical efficacy. Allergy, **66**: 1530-1537, 2011.

11) Kruse K, Gerwin E, Eichel A, et al: Conjunctival provocation test: a predictive factor for patients' seasonal allergic rhinoconjunctivitis symptoms J Allergy Clin Immunol Pract, **3**: 381-386, 2015.
   Summary アレルゲン刺激による結膜誘発反応が陽性の例では，舌下免疫療法の効果が高かった．

12) Caillot N, Bouley J, Jain K, et al: Sialylated Fetuin-A as a candidate predictive biomarker for successful grass pollen allergen immuno-

therapy. J Allergy Clin Immunol, **140**: 759-770, 2017.

13) Yonekura S, Okamoto Y, Sakurai D, et al: An analysis of factors to the effect of sublingual immunotherapy on Japanese cedar pollen induced allergic rhinitis. Allergol Int, **67**: 201-208, 2018.

14) Elieh All Komi D, Shafaghat F, Christian M: Crosstalk between mast cells and adipocytes in physiologic and pathologic conditions. Clin Rev Allergy Immunol, **58**: 388-400, 2020.

15) Tanaka Y, Nagashima H, Bando K, et al: Oral CD103-CD11b+ classical dendritic cells present sublingual antigen and induce Foxp3+ regulatory T cells in draining lymph nodes. Mucosal Immunol, **10**: 79-90, 2017.

16) Allam JP, Peng WM, Appel T, et al: Toll-like receptor 4 ligation enforces tolerogenic properties of oral mucosal Langerhans cells. J Allergy Clin Immunol, **121**: 368-374, 2008.

17) Haruna T, Kariya S, Fujiwara T, et al: Role of saliva in the efficacy of sublingual immunotherapy in seasonal allergic rhinitis. Allergol Int, **68**: 82-89, 2019.
   Summary VAS が0すなわち無症状の患者では，発症者と比べ治療前唾液誘発 IL-10 量が有意に高かった．

MB ENT, 250 : 15-23, 2020

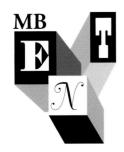

◆特集・詳しく知りたい！舌下免疫療法

我が国で実施されている舌下免疫療法の効果と安全性に関するエビデンス

増山敬祐*

Abstract 我が国で行われたスギとダニの舌下エキスおよび錠剤を用いたアレルギー性鼻炎に対する大規模臨床試験の概要を述べた．いずれも成人と小児を対象として実施されたもので，効果と安全性に関するエビデンスレベルは極めて高いものであった．そして，現在スギ花粉エキス（適応 12 歳以上），スギ舌下錠（適応 5 歳以上），2 つのダニ舌下錠（適応 5 歳以上）が販売されている．また，アレルギー性鼻炎に対するダニ舌下錠の適応年齢が 12 歳未満であるのは世界でも日本だけである．アレルギー性鼻炎は，近年低年齢化が進んでおり，一度罹患すると寛解しにくい疾患でもある．特に小児では，アレルギー性鼻炎の治療法の選択肢の 1 つとして，舌下免疫療法の広がりに期待したい．

Key words スギ花粉エキス（JC pollen extract），スギ花粉舌下錠（JC pollen SLIT tablet），ダニ舌下錠（HDM SLIT tablet），小児アレルギー性鼻炎（pediatric patients with allergic rhinitis），舌下免疫療法（sublingual immunotherapy）

はじめに

我が国においては，アレルギー性鼻炎の 2 大アレルゲンであるスギ花粉とダニ抗原による舌下免疫療法の大規模臨床試験が行われた．成人スギ花粉症患者を対象としたスギ花粉エキス，小児を含めたスギ花粉症患者を対象としたスギ舌下錠，成人ダニアレルギー性鼻炎を対象としたダニ舌下錠（2 つ），小児ダニアレルギー性鼻炎を対象としたダニ舌下錠（2 つ）の 6 つの試験である．本稿では，その概略について解説する．

スギ花粉

1．成人患者を対象としたスギ花粉エキスを用いた第 III 相プラセボ対照二重盲検比較試験[1]

① 対象および期間

スギ花粉症患者 531 例を対象にランダム化し，スギ花粉エキスまたはプラセボ投与群に振り分

け，2011 年のスギ花粉飛散期の 20～9 週前（中央値：18.9 週）から投与を開始し，スギ花粉飛散期第 2 シーズン目（2012 年）が終わるまで最長 83 週間投与を継続した．

② 対象の内訳

2009 年および 2010 年のスギ花粉飛散期中に鼻症状を有した 12 歳以上 65 歳未満で，スギ特異的 IgE 抗体クラス 3 以上のスギ花粉症患者である．

③ 投与方法

1 日 1 回舌下に滴下し，2 分間保持した後，飲み込み，その後 5 分間はうがいや飲食を控えた．最初の 2 週間は増量期で，実薬群では 40～2,000 JAU/日まで 2 週間かけて増量し，3 週目からは維持量として 2,000 JAU/日を投与した．初回投与は必ず医療機関で行い，少なくとも投与後 30 分間は医療機関内にて経過観察を行った．

④ 評価項目

主要評価項目は，第 2 シーズン目の症状ピーク期間における総合鼻症状薬物スコアの平均値であ

* Masuyama Keisuke，〒 391-8503 長野県茅野市玉川 4300 諏訪中央病院耳鼻咽喉科，部長

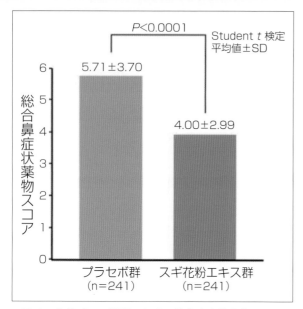

図 1. 症状ピーク期間における総合鼻症状薬物スコア
の比較(第2シーズン目, スギ花粉エキス)
(文献1より改変引用)

る. 副次的評価項目は, 第1および第2シーズン
目の症状ピーク期間における各鼻症状スコア・眼
症状スコア・薬物スコアの平均値, 総合眼症状薬
物スコアの平均値である. 安全性については, 軽
度(日常生活に支障なし), 中等度(日常生活に支
障をきたす程度), 重度(日常生活ができない)に
分けて検討した.

⑤ 結 果

主要評価項目を図1に示す. 第2シーズン目の
症状ピーク期間における総合鼻症状薬物スコアの
平均値はプラセボ群で5.71±3.70, 実薬群で4.00
±2.99で, 相対減少率は30%であり, 臨床的に意
義ある改善結果であった. また, 副次的評価項目
である第2シーズン目の総合眼症状薬物スコアの
平均値, 各鼻症状および眼症状いずれもプラセボ
群に比較して実薬群で有意な改善が認められた.

全体の副反応は実薬群79.7%, プラセボ群
71.3%であった. ほとんどの副反応は軽症で治療
の必要はなかった. また, アナフィラキシー反応
や死亡に至るケースもなかった. 一方, 治療関連
の副反応については実薬群13.5%, プラセボ群
5.3%であった. 実薬群での目立った副反応は, 口
腔内や舌下の腫れ, 口内炎, 喉の瘙痒感(多い順)

であった. 重症度別にみると94%は軽症, 6%は
中等症で重症はなかった. 中止に至った症例は実
薬群4例, プラセボ群1例, このうち実薬群の1
例は治療関連の副反応を認めた症例であった.

スギ花粉エキス(シダトレン®)は2014年10月8
日に販売開始となり, 我が国で初めてのスギ花粉
症に対する舌下エキス製剤が誕生した.

**2. 小児を含めたスギ花粉症患者を対象とした
スギ花粉舌下錠を用いたプラセボ対照二重
盲検比較試験(第Ⅱ/Ⅲ相)[2)3)]**

① 試験の概要

5歳以上65歳未満のスギ花粉症患者1,042例を
対象に, プラセボ対照の舌下錠の最適濃度を決定
する第Ⅱ相試験と, さらに, 最適濃度を用いて3
年間の効果と安全性についてプラセボを対照とし
た第Ⅲ相試験が行われた.

② 対象の内訳

2013年および2014年のスギ花粉飛散期中にい
ずれかの鼻症状を1週間以上継続して有した5歳
以上65歳未満で, スギ特異的IgE抗体クラス3以
上のスギ花粉症患者である.

③ 投与方法

ランダム化した後, プラセボ群, 2,000 JAU/日
投与群, 5,000 JAU/日投与群, 10,000 JAU/日投
与群に振り分けた. 2,000 JAU/日投与群では投与
期間を通じて同じ量を投与した. 5,000 JAU/日投
与群では最初の1週間は2,000 JAU/日投与, 2週
目以降は5,000 JAU/日投与とした. さらに,
10,000 JAU/日投与群では, 最初の1週間は2,000
JAU/日投与, 2週目は5,000 JAU/日投与, 3週
目以降は10,000 JAU/日を投与した. 初回投与は
必ず医療機関で行い, 少なくとも投与後30分間は
医療機関内にて経過観察を行った.

④ 評価項目

主要評価項目は, 第1シーズン目の症状ピーク
期間における総合鼻症状薬物スコアである. 主な
副次的評価項目は, 花粉飛散期間における総合鼻
症状薬物スコア, 症状ピーク期間または花粉飛散
期間における総合鼻眼症状薬物スコアである.

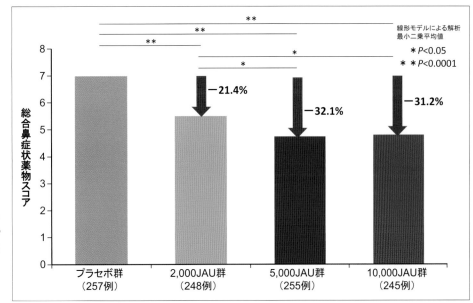

線形モデルによる解析
最小二乗平均値

* $P<0.05$
** $P<0.0001$

縦軸: 総合鼻症状薬物スコア

プラセボ群
（257例）

2,000JAU群
（248例）　−21.4%

5,000JAU群
（255例）　−32.1%

10,000JAU群
（245例）　−31.2%

図 2.
症状ピーク期間における
総合鼻症状薬物スコアの
比較（第1シーズン目，ス
ギ花粉舌下錠）
（文献2より改変引用）

⑤ 結　果

【有効性】　主要評価項目を図2に示す．第1
シーズン目の症状ピーク期間における総合鼻症状
薬物スコアの最小二乗平均値は，プラセボ群で
6.98，2,000 JAU 実薬群で5.49，5,000 JAU 実薬
群で4.74，10,000 JAU 実薬群で4.80であった．
プラセボ群に対する実薬群の最小二乗平均値の差
および相対減少率は，1.50，21.4%（2,000 JAU
群），2.24，32.1%（5,000 JAU 群），2.18，31.2%
（10,000 JAU 群）といずれも統計学的に有意差を
認めた．さらに，5,000 JAU 群のスコアの最小二
乗平均値は2,000 JAU 群のそれと比較して有意
に低値であったが，10,000 JAU 群とは有意差が
なかった．また，副次的評価項目である第1シー
ズン目の花粉飛散期間における総合鼻症状薬物ス
コアの平均値，第1シーズン目の症状ピーク期間
と花粉飛散期間における総合鼻症状眼症状薬物ス
コアの平均値はいずれも実薬群ではプラセボ群と
比較して有意に低値であった．

【安全性】　死亡例やエピネフリン投与を要する
全身アナフィラキシー反応を認めた症例はなかっ
た．重篤な有害事象は4群間で差はなかった．ま
た，薬剤に関連した重篤な副反応はなかった．薬
剤の副反応で中止した症例はプラセボ群，2,000
JAU，5,000 JAU，10,000 JAU 群でそれぞれ2
（0.8%）例，7（2.7%）例，1（0.4%）例，7（2.7%）例

であった．薬剤による副反応は実薬群全体で
50.3%，そのうち99.1%は軽度で治療を要しな
かった．もっとも多かった副反応は投与局所のも
ので，口腔浮腫，喉の刺激感，耳や口の瘙痒症，
口腔内不快感などであった．以上より，至適投与
量は5,000 JAU と決定された．

【3年間継続試験】　前述した臨床試験におい
て，プラセボ群と5,000 JAU 投与群をさらにラン
ダム化し，プラセボ群と5,000 JAU 投与群に振り
分け，その後18ヶ月間投与を継続し，翌年と翌々
年の鼻・眼症状，レスキュー薬使用率，QOL を評
価した[3]．すなわち，AA 群（3シーズン実薬），AP
群（1シーズン目実薬，その後2シーズンプラセ
ボ），PA 群（1シーズン目プラセボ，その後2シー
ズン実薬），PP 群（3シーズンプラセボ）の4群で
検討した．

【結　果】　2シーズン目と3シーズン目で，い
ずれの群も，鼻症状，眼症状，レスキュー薬使用，
QOL スコアにおいて，プラセボ群に比較して有
意に改善を示していた．さらに，鼻症状，眼症状，
薬物スコアの改善度を実薬群間で比較すると，2
シーズン目は AA＞AP＞PA の順に，3シーズン
目は AA＞PA＞AP の順に改善がみられたという
（図3）．

この結果から，舌下免疫療法を3年継続するこ
とで，その効果はより高まること，また，1シー

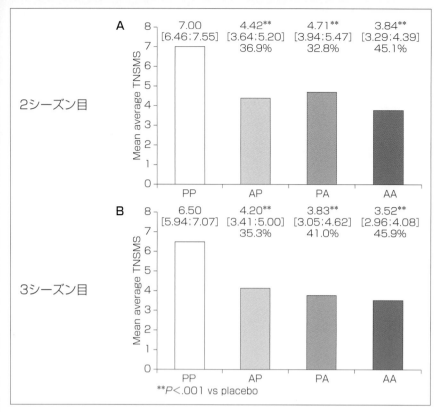

A

2シーズン目

	PP	AP	PA	AA
	7.00	4.42**	4.71**	3.84**
	[6.46;7.55]	[3.64;5.20]	[3.94;5.47]	[3.29;4.39]
		36.9%	32.8%	45.1%

B

3シーズン目

	PP	AP	PA	AA
	6.50	4.20**	3.83**	3.52**
	[5.94;7.07]	[3.41;5.00]	[3.05;4.62]	[2.96;4.08]
		35.3%	41.0%	45.9%

**P<.001 vs placebo

図 3.
長期投与における総合鼻症状
薬物スコアの比較
PP：3 シーズンプラセボ群
AP：1 シーズン目実薬，その後
2 シーズンプラセボ群
PA：1 シーズン目プラセボ，そ
の後 2 シーズン実薬群
AA 群：3 シーズン実薬群
実薬群：5,000 JAU/日投与
（文献 2 より改変引用）

ズン目だけの舌下免疫療法においてもその後 2 年間は症状の有意な改善が持続することなどが明らかにされた．

スギ花粉舌下錠（シダキュア®）は 2018 年 6 月 29 日に販売開始となり，我が国のスギ花粉症で初めての舌下錠が誕生し，小児から大人までのスギ花粉症患者に使用できるようになった．

ダニ抗原

ダニ抗原に関しては，2 つの舌下錠が存在する．SQ HDM と 300 IR HDM 舌下錠である．それぞれの製剤について，成人および小児のダニアレルギー性鼻炎患者を対象とした大規模臨床試験が我が国で行われた．特に，11 歳以下の小児アレルギー性鼻炎を対象とした大規模な臨床治験は世界でも行われておらず，注目されている．

1．成人ダニアレルギー患者を対象としたダニ舌下錠による試験

1）SQ HDM 舌下錠（ミティキュア®）[4]

① 試験の概要

12 歳以上 65 歳未満のダニアレルギー性鼻炎患者 946 例を対象とした国内第Ⅱ/Ⅲ相臨床試験（プラセボ対照二重盲検比較試験）が行われた．

② 対象の内訳

ダニ特異的 IgE 抗体クラス 3 以上，ダニまたはハウスダストによる鼻誘発試験陽性で，1 年以上前からダニアレルギー性鼻炎の治療歴を有し，14 日の観察期間中に中等症～重症のダニアレルギー性鼻炎の症状が 7 日以上認められる患者である．

③ 投与方法

対象患者をランダム化し，SQ HDM 舌下錠 10,000 JAU/日群，20,000 JAU/日群，プラセボ群の 3 群に振り分けた．投与方法は，10,000 JAU 群では最初の 1 週間はダニ舌下錠 3,300 JAU を 1 日 1 回，2 週目以降はダニ舌下錠 10,000 JAU を 1 日 1 回投与した．20,000 JAU 投与群では，最初の 1 週間はダニ舌下錠 3,300 JAU を 1 日 1 回，2 週目はダニ舌下錠 10,000 JAU を 1 日 1 回，3 週目以降はダニ舌下錠 20,000 JAU を 1 日 1 回投与した．プラセボ群は投与期間を通じてプラセボ錠/日を投与した．舌下にて 1 分間保持した後，飲み込み，その後 5 分間はうがいや飲食を控えることとし

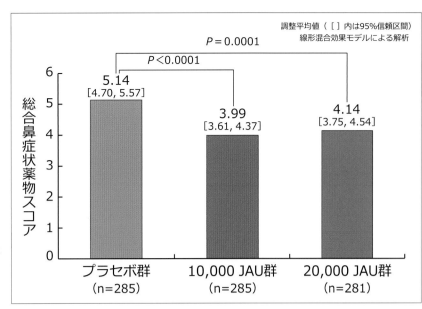

調整平均値（[ ]内は95%信頼区間）
線形混合効果モデルによる解析

図 4.
主要評価期間における総合鼻症状
薬物スコアの比較
（文献 4 より改変引用）

た．投与期間は 52 週間，主要評価期間は投与最終
の 8 週間とした．

④ 評価項目

主要評価項目は，主要評価期間における総合鼻
症状薬物スコアである．副次評価項目は，総合鼻
症状薬物スコアの推移，主要評価期間における総
合眼症状薬物スコア，主要評価期間における各症
状スコア，最終観察日における日本アレルギー性
鼻炎標準 QOL 調査票（JRQLQ No. 1）の総括的状
態などである．

⑤ 結　果

【有効性】　主要評価項目を図 4 に示す．主要評
価期間における総合鼻症状薬物スコアのプラセボ
群との差は，10,000 JAU 群で 1.15，20,000 JAU
群で 1 を示し，いずれも有意な低値を示した．相
対減少率は，10,000 JAU 群で 22％，20,000 JAU
群で 19％であった．副次評価項目の 1 つである総
合鼻症状薬物スコアの推移をみると，投与 12 週目
からいずれの実薬群で有意なスコアの改善を認
め，それは 52 週間継続した．また，その他の副次
評価項目は鼻薬物スコアを除く鼻症状，総合眼症
状薬物スコア，眼症状，眼薬物スコアにおいて，
いずれの実薬群で有意な改善を認めた．*Post hoc*
解析では，12〜17 歳までの患者の総合鼻症状薬物
スコアは 18 歳以上のそれと比較しても同様に有
意な改善を示していた．

【安全性】　重篤な有害事象は 3 群間で同程度で
あった．しかしながら，薬剤に関連した重篤な副
作用はみられなかった．薬剤の副作用は 63.6％
（10,000JA 群），63.7％（20.000 JAU 群）であっ
た．重症度の内訳は，実薬群全体で軽度 96.0％，
中等度 4.0％で，ほとんどが軽度であり重度なも
のは認めなかった．主な副作用は，口腔浮腫，口
腔瘙痒感，咽喉頭の刺激感であった．

以上より，この治験は，以前欧州で実施された
同様の臨床試験をサポートする極めてエビデンス
の高い報告となった．また，この結果から 10,000
JAU を維持量とするダニ舌下錠（ミティキュア®）
が 2015 年 11 月 19 日に販売された．

2）300 IR HDM 舌下錠（アシテア®）[5]

① 試験の概要

SQ HDM と同様の臨床試験は，300 IR HDM 舌
下錠を用いても我が国で実施された．12 歳以上 65
歳未満のダニによる通年性アレルギー性鼻炎患者
968 例を対象に，多施設共同プラセボ対照無作為
化二重盲検群間比較を行い，IR HDM 舌下錠の有
効性および安全性が検討された．

② 対象の内訳

対象症例の適格基準は，通年性アレルギー性鼻
炎症状を 2 年以上有し，ヤケヒョウヒダニまたは
コナヒョウヒダニに対する IgE 抗体がスコア 2 以
上でハウスダスト鼻誘発試験が陽性の患者であ

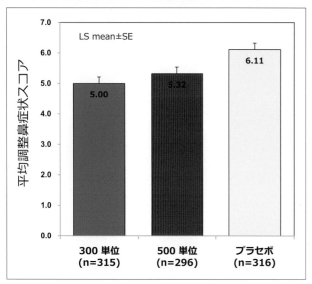

図 5. 平均調整鼻症状スコアの比較（主要評価期間：
投与 44 週〜52 週後，成人ダニ舌下錠）
（文献 5 より改変引用）

る．また，割付け前 7 日間の総合鼻症状スコアの
平均が 6 点以上の患者とした．

③ 投与方法

ランダム化後，プラセボ群，300 IR 投与群，500
IR 投与群に割り付けた．増量期は，300 IR 投与群
では，day 1 に 100 IR，day 2 に 200 IR，day 3〜
14 に 300 IR を投与した．500 IR 投与群は，増量
期は day 1〜2 に 100 IR，day 3〜4 に 200 IR，day
5〜6 に 300 IR，day 7〜8 に 400 IR，day 9〜14 に
500 IR を投与した．維持期ではそれぞれ day 15〜
52 週間までそれぞれ 300 IR と 500 IR を投与した．
ちなみに，100 IR は 19,000 JAU に相当する．し
たがって，維持量の 300 IR は 57,000 JAU，500
IR は 94,000IAU に相当することとなる．ミティ
キュア®との比較では，100 IR が 20,000 JAU 相
当と思われる．

④ 評価項目

主要評価項目は，投与 44〜52 週後の平均調整鼻
症状スコアである．副次評価項目として，平均調
整鼻症状スコアの推移，投与 44〜52 週後の各鼻症
状，各眼症状，薬物スコア，JRQLQ スコアであ
る．

⑤ 結　果

【効　果】　主要評価項目は，300 IR，500 IR い
ずれの実薬群においてもプラセボ群と比較して有

意なスコアの改善を認めた（図 5）．副次評価項目
である平均調整鼻症状スコアの推移は 300 IR 投与
群で投与 8〜10 週からプラセボ群比較して有意
な改善を認め，その効果が 52 週まで継続した．ま
た，各鼻症状，眼症状いずれも実薬群においてプ
ラセボ群に比べて有意な改善を認めた．投与 44〜
52 週後の JRQLQ スコアは 300 IR 群でのみプラセ
ボ群に比較して有意に改善していた．

【安全性】　有害事象はプラセボ群に比べて実薬
群で有意に高率であった．アナフィラキシー
ショックは認めなかった．薬剤の副作用は，
66.8％（300 IR 群），73.1％（500 IR 群）で，重篤な
ものはなかった．重症度は，300 IR 群では軽度
98.1％，中等度 1.9％，500 IR 群では軽度 90.7％，
中等度 8.9％，高度 0.4％であり，軽度が大半を占
めた．300 IR 投与群で，投与中止を要した副作用
の発現率は 2.2％，副作用の発現時期の 57％が投
与開始 2 週間以内に発現していた．発現頻度の高
い副作用として，口腔浮腫，咽喉刺激感，耳瘙痒
感，口腔瘙痒感が認められ，いずれも局所投与を
中心とした I 型アレルギー反応と思われた．結論
として，300 IR，500 IR ダニ舌下錠の有用性と安
全性が証明された．

この結果から，300 IR（57,000 JAU）を推奨投与
量とし，300 IR（57,000 JAU）を維持量とするダニ
舌下錠（アシテア®）が 2015 年 11 月 19 日に販売さ
れた．

2．小児ダニアレルギー患者を対象としたダニ舌下錠

1）SQ HDM 舌下錠（ミティキュア®）[6]

① 試験の概要

5 歳以上 18 歳未満のダニアレルギー性鼻炎患者
458 例を対象とした国内第 III 相臨床試験（プラセ
ボ対照二重盲検比較試験）が行われた．

② 対象の内訳

対象の内訳は，ダニ特異的 IgE 抗体クラス 3 以
上，ダニまたはハウスダストによる鼻誘発試験陽
性で，1 年以上前からダニアレルギー性鼻炎の治
療歴を有し，14 日の観察期間中に中等症〜重症の

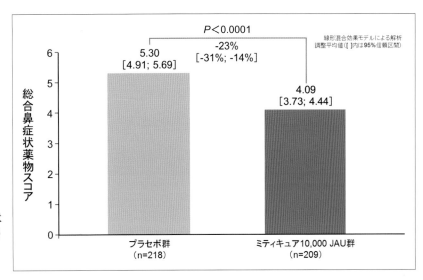

線形混合効果モデルによる解析
調整平均値([ ]内は95%信頼区間)

P<0.0001
-23%
[-31%; -14%]

5.30
[4.91; 5.69]

4.09
[3.73; 4.44]

プラセボ群
（n=218）

ミティキュア10,000 JAU群
（n=209）

（縦軸）総合鼻症状薬物スコア

図 6.
主要評価期間における総合鼻症状
薬物スコアの比較（小児ダニ舌下錠）
（文献 6 より改変引用）

ダニアレルギー性鼻炎の症状が 7 日以上認められる患者である.

③ 投与方法

対象患者をランダムに SQ HDM 舌下錠 10,000 JAU/日群，プラセボ群の 2 群に振り分けた．投与方法は，実薬群では最初の 1 週間はダニ舌下錠 3,300 JAU を 1 日 1 回，2 週目以降はダニ舌下錠 10,000 JAU を 1 日 1 回投与した．プラセボ群は投与期間を通じてプラセボ錠/日を投与した．舌下にて 1 分間保持した後，飲み込み，その後 5 分間はうがいや飲食を控えることとした．投与期間は 52 週間，主要評価期間は投与最終の 8 週間とした.

④ 評価項目

主要評価項目は，主要評価期間における総合鼻症状薬物スコアである．副次評価項目は，主要評価期間における鼻症状スコア，鼻炎薬物スコア，総合眼症状薬物スコア，眼症状スコア，結膜炎薬物スコア，JRQLQ No.1 である.

⑤ 結 果

主要評価項目を図 6 に示す．主要評価期間における実薬群の総合鼻症状薬物スコアのプラセボ群との差および相対減少率はそれぞれ 1.21，23% を示し，有意な改善を認めた．さらに，5〜11 歳と 12〜17 歳の年齢区分別の実薬群の総合鼻症状薬物スコアの調整平均値のプラセボ群との差および相対減少率はそれぞれ，1.11（P=0.002），21%（8% to 32%），1.36（P=0.001），26%（11% to 38%）と全症例の結果と同様であった（図7）．副次

評価項目の 1 つである総合鼻症状薬物スコアの推移をみると，投与 4 週目から実薬群で有意なスコアの改善を認め，それは 52 週間継続した．また，総合眼症状薬物スコア，各鼻症状スコア・眼薬物スコア，JRQLQ No.1 においても，実薬群で有意な改善を認めた.

【安全性】 有害事象は，実薬群 95.2%，プラセボ群 87.9% と実薬群でやや多かった．中等度の有害事象は両群間で差を認めず，重度のそれはプラセボ群のみで認められた．薬剤の副作用は実薬群で 66.1% に認められた．副作用の重症度は軽度が 98.7%，中等度が 1.3% であった．5〜11 歳と 12〜17 歳の年齢区分別の薬剤の副作用は，それぞれ 61.1%，72.3% であり大きな差はなく，重症度においては 5〜11 歳はすべて軽度，12〜17 歳では 97.3% が軽度，中等度が 2.7% を占めた（図7）．アナフィラキシー反応は認めなかったが，プラセボ群と実薬群でそれぞれ 2 例の喘息を認めた．実薬群では 9 例が中止，12 例が中断となった．小児例に多くみられ，投与局所の副作用である口腔腫脹，口内炎，咽喉刺激感などが中断の主な理由であった.

この臨床試験は，12 歳未満の小児を多数対象に含めた，ダニアレルギー性鼻炎に対する舌下免疫療法の有用性と安全性を世界で初めて示した，極めてエビデンスの高い研究として高く評価されている．そして，10,000 JAU を維持量とするダニ舌下錠（ミティキュア®）は 2018 年 2 月 16 日から小児

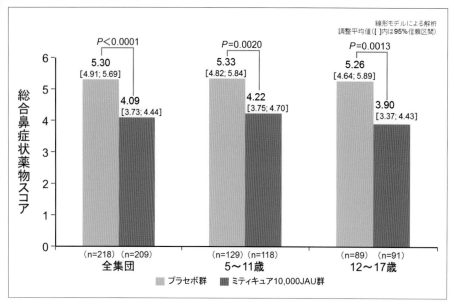

線形モデルによる解析
調整平均値（[ ]内は95%信頼区間）

図 7.
主要評価期間における総合
鼻症状薬物スコアの比較
（年齢区分別，小児ダニ舌下錠）
（文献 6 より改変引用）

P<0.0001

5.30
[4.91；5.69]

4.09
[3.73；4.44]

P=0.0020

5.33
[4.82；5.84]

4.22
[3.75；4.70]

P=0.0013

5.26
[4.64；5.89]

3.90
[3.37；4.43]

総合鼻症状薬物スコア

(n=218) (n=209)
全集団

(n=129) (n=118)
5〜11歳

(n=89) (n=91)
12〜17歳

プラセボ群　ミティキュア10,000JAU群

への適応が拡大され，5歳以上に投与が可能と
なった．

2）300 IR HDM 舌下錠（アシテア®）[7]

① 試験の概要

5歳以上16歳以下のダニアレルギー性鼻炎患者
438例を対象とした国内第Ⅲ相臨床試験（プラセ
ボ対照二重盲検比較試験）が行われた．

② 対象の内訳

対象症例の適格基準は，通年性アレルギー性鼻
炎症状を2年以上有し，ヤケヒョウヒダニまたは
コナヒョウヒダニに対するIgE抗体がスコア3以
上でハウスダスト鼻誘発試験が陽性の患者であ
る．また，割付け前7日間の総合鼻症状スコアの
平均が6点以上の患者とした．

③ 投与方法

ランダム化後，プラセボ群，300 IR投与群に割
り付けた．増量期は，300 IR投与群では，day 1
に100 IR，day 2に200 IR，day 3〜14に300 IR
を投与した．維持期ではday 15〜52週間まで300
IRを投与した．維持量の300 IRは57,000 JAUに
相当する．

④ 評価項目

主要評価項目は，投与44〜52週後の平均調整鼻
症状スコアである．副次評価項目として，平均調
整鼻症状スコアの推移，投与44〜52週後の各鼻症
状，各眼症状，薬物スコアなどである．

⑤ 結　果

【効　果】　主要評価項目は，実薬群においてプ
ラセボ群と比較して有意なスコアの改善を認めた
（プラセボ群7.27 vs実薬群6.32，スコアの相対
減少率13.1%，P<0.001）（図8）．副次評価項目
である平均調整鼻症状スコアの推移は実薬群で投
与8〜10週からプラセボ群と比較して有意な改善
を認め，その効果が52週まで継続した．また，各
鼻症状も実薬群においてプラセボ群に比べて有意
な改善を認めたが，眼症状スコアと薬物スコアは
有意差を認めなかった．

【安全性】　有害事象はほとんどすべての被験者
で少なくとも1つ発現していた．高頻度にみられ
た有害事象は両群とも鼻咽頭炎，インフルエン
ザ，咽頭炎であった．また，口腔瘙痒症は実薬群
のみでみられた．治療関連の有害事象は，実薬群
67.1%，プラセボ群18.3%と実薬群に高率に認め
られた．実薬群で頻度の高い有害事象は，口腔瘙
痒症，口腔浮腫，咽喉刺激感，耳瘙痒症，口腔腫
脹であった．重症度別（実薬群）でみると71.2%が
軽度，23.7%が中等度であった．発現時期は治療
開始2週間以内での発現が多かった．実薬群で1
例仮性クループで治療を要する重篤な副作用を認
めた．死亡例やアドレナリン筋注を要するアナ
フィラキシーショックは認めなかった．

結論として，成人と同様に小児における300 IR

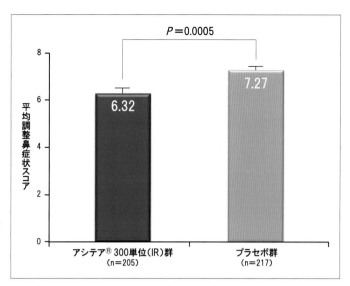

$P=0.0005$

平均調整鼻症状スコア

6.32

7.27

アシテア® 300単位(IR)群
(n=205)

プラセボ群
(n=217)

図 8.
平均調整鼻症状スコアの比較(主要評価
期間:投与44〜52週後,小児ダニ舌下錠)
(文献7より改変引用)

ダニ舌下錠の有用性と安全性が証明された.そして,300 IR(57,000 JAU)を維持量とするダニ舌下錠(アシテア®)は2018年2月16日から小児への適応が拡大され,5歳以上に投与が可能となった.

おわりに

我が国では,スギ花粉症ならびにダニアレルギー性鼻炎に対して,5歳以上の患者に対して舌下免疫療法の治療ができるようになったことは,とても喜ばしいことである.アレルギー性鼻炎は一度発症するとなかなか寛解しにくいアレルギー疾患と言われている.小児期に舌下免疫療法を行うことで,アレルギー疾患の自然経過が変わる可能性が期待できるかもしれない.特に,ダニ舌下錠に関しては,12歳未満の小児アレルギー性鼻炎に適応があるのは日本だけである(欧州では12歳以上,アメリカでは18歳以上).今後,世界に先駆けて小児に対するダニ舌下免疫療法の有用性を検証していくことが必要であろう.

参考文献

1) Okamoto Y, Okubo K, Yonekura S, et al:Efficacy and safety of sublingual immunetherapy for tow seasons in patients with Japanese cedar pollinosis. Int Arch Allergy Immunol, **166**:177-188, 2015.

2) Gotoh M, Yonekura S, Imai T, et al:Long-term efficacy and dose-finding trial of Japanese cedar pollen subbing Immunotherapy tablet. J Allergy Clin Imunol Pract, **7**:1287-1297, 2019.
　Summary 5歳以上65歳未満のスギ花粉症患者におけるスギ舌下錠の有用性および安全性が示された.

3) Yonekura S, Gotoh M, Kaneko S, et al:Treatment duration-dependent efficacy of Japanese cedar pollen sublingual limmunotherapy:evaluateon of a phase Ⅱ/Ⅲ trial over three pollen dispels seasons. Allergol Int, **68**:494-505, 2019.

4) Okubo K, Masuyama K, Imai T, et al:Efficacy and safety of the SQ house dust mite sublingual limmunotherapy tablet in Japanese adults and adolescents with house dust mite-induced allergic rhinitis. J Allergy Clin Immunol, **139**:1840-1848, 2017.

5) Okamoto Y, Fujieda S, Okano M, et al:House dust mite sublinguall tablet is effective and safe in patients with allergic rhinitis. Allergy, **72**:435-443, 2017.

6) Masuyama K, Okamoto Y, Okamiya K, et al:Efficacy and safety of SQ house dust mite sublingual limmunotherapy-tablet in Japanese children. Allergy, **73**:2352-2363, 2018.
　Summary 中等度〜重度のダニアレルギー性鼻炎の小児患者(5〜17歳)におけるダニ舌下錠の有用性および安全性が初めて示された.

7) Okamoto Y, Fujieda S, Okano M, et al:Efficacy of house dust mite sublinguall tablet in the treatment of allergic rhinoconjunctivitis:A randomized trial in a pediatric population. Pediatr Allergy Immunol, **30**:66-73, 2019.

最新増刊号!!

Monthly Book
エントーニ
No.
244

ENT⊙NI

2020年4月増刊号

耳鼻咽喉科の
問診のポイント
―どこまで診断に近づけるか―

■ 編集企画　羽藤直人(愛媛大学教授)
MB ENTONI No. 244（2020 年 4 月増刊号）
152 頁，定価(本体価格 5,400 円+税)

外来診療にて効率的に正確に診断できるような問診のポイント，また問診の大切さを再認識すべき代表的な 18 疾患について経験豊富なスペシャリストにより問診術を伝授！

☆ CONTENTS ☆

全日本病院出版会　〒113-0033 東京都文京区本郷 3-16-4　Tel:03-5689-5989
www.zenniti.com　　　　　　　　　　　　　　　　　Fax:03-5689-8030

MB ENT, 250 : 25-31, 2020

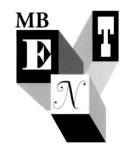

◆特集・詳しく知りたい！舌下免疫療法

スギ舌下免疫療法と注意点

濱田聡子[*1]　朝子幹也[*2]

Abstract　スギ花粉症に対して 2014 年に本邦で初めて舌下免疫療法（sublingual immuno-therapy；以下，SLIT）が保険適用の治療となり，スギ花粉舌下液が上市された．さらに，2018 年には舌下錠が新たに発売となり，12 歳未満の小児にも適応拡大となった．SLIT は，当初危惧されたような重症の副作用がほとんど報告されず，比較的安全に施行できる治療であることが明らかになってきた．加えて，有効性も報告されるようになり，スギ花粉症の新たな治療選択肢の1つとして認識されつつある．SLIT においては，根本的な体質改善が見込める治療であり対処療法である薬物療法とは異なること，副作用の生じる可能性があることなどを，治療前に患者に十分説明し理解を得てから開始することが重要である．丁寧に治療説明を行うことで患者の理解を深めることができ，治療継続の意欲にも繋がると考えられる．本治療が，スギ花粉症の新たな治療選択肢の1つとして，今後さらに発展し普及することを期待したい．

Key words　スギ花粉症（Japanese cedar pollinosis），舌下免疫療法（sublingual immunother-apy），実践（practice），適応（adaption），副作用（adverse effects）

はじめに

現在スギ花粉症は，我が国で有病率が 3 割を超える国民病となり[1]，医療費の増加や花粉飛散期の労働生産性低下による経済的損失が国益にかかわる疾患である．アレルギー性鼻炎に対して唯一長期寛解や治癒が誘導できる治療であるアレルゲン免疫療法のうち，皮下注射法の代替投与法である舌下免疫療法（sublingual immunotherapy；以下，SLIT）は 1980 年代頃より南米を中心に報告されるようになってきた．

本邦では 2014 年にスギ花粉症 SLIT が保険適用の治療となり，スギ花粉舌下液のシダトレン® スギ舌下液（以下，シダトレン）が上市された．さらに，2018 年には舌下錠であるシダキュア® スギ舌下錠（以下，シダキュア）が販売され，12 歳未満の小児にも適応が拡大した．シダキュアは舌下液で

不可能だった高用量のアレルゲンが製剤化され 5,000 JAU が維持量となった．シダキュア 5,000 JAU はシダトレン 2,000 JAU と比較し有効性が高く，一方副作用が発現する事象は両製剤で明らかな違いはみられなかった[2]．また，シダキュアは投与スケジュールが簡便化され，室温保存が可能となり利便性も向上した．シダトレンは今後 2021 年 3 月に販売終了予定であり，本稿の実際の治療法に関しては，シダキュアを中心に解説する．

SLIT は対処療法である薬物療法と異なり，根本的な体質改善が見込める治療である．したがって，治療前に SLIT の特徴である継続の必要性，副作用出現のリスクなどを患者に十分に説明し，治療への理解を得てから治療開始することが重要である．そして，丁寧な説明を行うことで患者の治療への理解を深めることが可能となり，結果として患者の治療継続意欲の向上に繋げることがで

[*1] Hamada Satoko，〒 572-8551　大阪府寝屋川市香里本通町 8-45　関西医科大学香里病院耳鼻咽喉科，部長／病院准教授
[*2] Asako Mikiya，関西医科大学総合医療センター耳鼻咽喉科・頭頸部外科，病院教授

きると考えられる．本稿では，実際の治療方法と適応，禁忌，注意点などについて自験例も含めて述べる．

適応患者の選択

1．適　応

1）スギ花粉症の診断が確定しているすべての患者

スギ花粉飛散期に鼻汁，くしゃみ，鼻閉，眼の痒みなどの症状があり，血清中抗原特異的 IgE（Immuno CAP 法）のスギクラス 2 以上か皮膚テストでスギ陽性である患者．鼻アレルギー診療ガイドライン[1]ですべての重症度，病型の患者に適応．

2）既存治療でコントロールが得られなかった患者

（1）薬物療法，手術療法などで症状を十分にコントロールできなかった患者．

（2）薬物療法を希望しない患者：薬物による眠気などの副作用を避けたい，妊娠や授乳などの予定があり薬物使用を控えたい，薬物の減量を望む患者など．

3）高齢者

個人差があり個々の判断が必要だが，スギ花粉症の確定診断を行ったうえで，他の疾患などに問題がなければ治療可能である．

4）小　児

小児に対しては，シダキュアは低出生体重児，新生児，乳児または 5 歳未満の幼児に対する安全性は確立していないため，本剤を適切に舌下投与できると判断された場合にのみ投与する．すなわち，舌下に 1 分間保持可能，副作用の訴えもできる年齢での開始が望ましい．海外のガイドラインでは SLIT の適応として 5 歳より上の年齢が推奨されている．副作用発現時のコミュニケーションの問題などから，欧州アレルギー臨床免疫学会のアレルゲン免疫療法に関する見解書では，SLIT は 2 歳未満では絶対的禁忌，2～5 歳未満は相対的禁忌となっている[3]．なお，小学生ぐらいまでは，服薬の管理，副反応発現時の対応など保護者の補助が必要である．

5）妊娠中・授乳中

新規の治療開始は控える．治療中に妊娠が判明した場合は，治療の継続について患者と慎重に相談のうえ，治療上の有益性が危険性を上回ると判断される場合に投与を継続する．授乳中の安全性は確立されていない．

2．禁　忌

1）スギ花粉 SLIT 製剤の投与によりショックを起こしたことのある患者

2）重症の気管支喘息患者（%FEV_1 が 70% 未満や症状のコントロールが不良な喘息患者）

3．慎重投与

1）スギ花粉 SLIT 製剤またはスギ花粉を含む食品の摂取などによりアレルギー症状を発現したことのある患者

2）気管支喘息患者

3）悪性腫瘍または免疫系に影響を及ぼす全身性疾患を伴う患者（自己免疫疾患，免疫複合体疾患または免疫不全症など）

全身性ステロイド薬長期投与の患者では，免疫療法の効果を減弱させる可能性が高いため，長期使用は避けることが望ましい．他の免疫療法薬との併用は副作用が増加するおそれがあることから十分注意が必要である．

4）非選択的 β 遮断薬服用の患者

スギ花粉 SLIT 製剤によるアレルギー反応が強く出現することがある，またそのアレルギー反応処置時のアドレナリンの効果が十分発現しないことがあるため十分注意が必要である．

5）三環系抗うつ薬・モノアミンオキシダーゼ阻害薬服用の患者，重症心疾患・肺疾患・高血圧症の患者

スギ花粉 SLIT 製剤によるアレルギー反応処置時のアドレナリンの効果が増強されることがあるため十分注意が必要である．

実際の治療法

治療前に，処方医は e-learning の受講が必須で

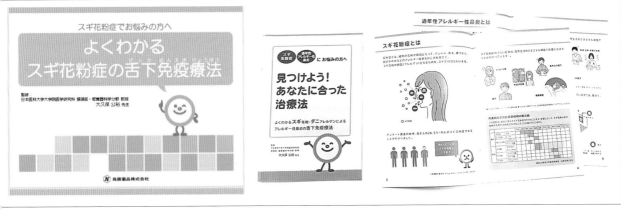

図 1. 舌下免疫療法説明資材

あり，緊急搬送先医療機関の登録も必要である．

1．治療導入前の説明の要点

　治療を開始する前に，SLIT の特徴を患者に理解してもらうことが大切である．筆者はまず治療の基本的な内容を伝え，その後資材を用いて詳細に説明している．最初の概略説明では以下のことを伝える．「① 対処療法の薬物療法とは異なり，根本的な体質改善（長期寛解，治癒）が見込める治療である．② 治療は年間を通して毎日，3〜5 年継続しなければならない．③ 月 1 回程度の受診が必要である．④ スギ花粉飛散期には開始できない．⑤ 副作用は約半数の人に出現するが，口腔症状など軽微なものがほとんどで最初の 1 ヶ月に出現することが多い．⑥ 稀ではあるがアナフィラキシーが生じるリスクがあり，対処法を理解しなければならない．⑦ 約 8 割は症状が改善するが，1 割程度効果がでない人もいる．⑧ 治療終了後に効果が減弱することもあり，追加治療が必要となることもある．」筆者の施設は，自ら SLIT を希望し来院される患者が多いため，幸い概略説明時に治療を断念する患者は少ないが，SLIT を希望されない，または治療不適と思われる患者には他の治療法を提示する．また，花粉飛散期に治療を希望され来院する患者も少なくないが，SLIT は効果がでるのに 3 ヶ月以上かかるとされ，加えて花粉飛散期には花粉アレルゲンに対する過敏性が高くなり副作用が出現するリスクも上がるため，花粉飛散の 3 ヶ月前までに治療開始しなければならないことを説明する．そして，現シーズンは対処療法を行い，次シーズンに備えて花粉飛散後に再来院してもらうようにしている．その後，治療によるベネフィットやリスクについて患者に丁寧に説明し，患者が納得し，同意を得たうえで治療を開始する．説明に際しては，製薬会社の作成したアレルゲン免疫療法の説明用資材を使用する．待ち時間にパンフレットや免疫療法のサイトからダウンロードできる動画をみて理解を高めてもらう（図1）．医療スタッフを教育し患者への説明の補助をしてもらうなどの工夫も有効である．

　概略説明後に SLIT を希望された患者には，以下の実際の使用法，注意点について説明する．

2．治療導入時の説明

1）投与方法

　1 日 1 回舌下投与で，シダキュアは 1 分間舌下に保持後嚥下する．投与後 5 分間はうがい，飲食を控える．投与前後 2 時間程度は入浴や飲酒，激しい運動を避ける．

【**解　説**】　1 分間舌下に保持することにより舌下の口腔粘膜の樹状突起にアレルゲンが取り込まれ，免疫学的変化の誘導を促すため必ず 1 分間は保持することを説明する．1 日 1 回の投与であるが，副作用出現のリスクが高い治療導入後最初の 1 ヶ月間は，副作用出現時にできれば周りに家族がいる，そして病院の開業時間に来院できることが望ましいので，筆者は朝食後に開始するのが理想的と考えている．しかし，学生の場合は午前中に体育の授業がある，朝食後に自転車で通学する，などの理由で困難なときもある．その際は，

学生は比較的時間を調整しやすい夏休みなどに治療を開始する．あるいは治療導入時のみ午前中の激しい運動を控えてもらい安定したのち夕方の投与に切り替えるなどの提案をしている．ただし，個々でライフスタイルが異なるため，患者や保護者を含めて相談し対応するようにしている．

2）初回投与時

初回投与時は，副作用出現時に対応を要するため医療機関で投与し，患者は30分間医師の監視下で待機しなければならない．翌日以降は自宅で投与する．

【解　説】　筆者らの施設では，シダキュア2,000 JAU 錠を処置薬剤として外来に置き，初回説明直後に初回投与を行っている．また，この際舌下に正しく保持できていることも確認し，投与前，30分後にバイタルのチェックも行う．30分間の待機時間に，パンフレットなどを渡し治療法を確認してもらい，最後にチェックリストで患者や保護者の治療に対する理解度を確認している．また，採血などの検査や症状アンケートの記載なども，この待機時間を利用して行っている．

3）増量方法

シダキュアは1週間2,000 JAU，その後5,000 JAU で維持投与する．シダトレンの維持の2,000 JAU 使用者でもシダキュアへの変更に際しては，舌下錠2,000 JAU から開始し5,000 JAU の維持量に増量する必要がある．

4）維持期の注意点

（1）継続期間

治療期間は2年以上継続し，2年目までの治療で効果がみられない場合は治療中止を検討する．治療継続期間は3〜5年継続が推奨される．

【解　説】　治験データでも1年目より2年目のほうが効果のあったことが示されており[4]，2年間は治療継続したのち効果を確認後，中止につき検討する．継続に関しては，SLIT 3年の治療で7年，4〜5年の治療で8年間効果が持続したとの海外の報告もあり[5]，3〜5年の継続が望ましい．症状が改善しても中止すると再発の可能性があるた

め，中止は慎重に考慮する．治療評価はスギ花粉飛散終了後にそのシーズンの症状を，アレルギー日誌，来院時の症状に関するアンケート調査や日本アレルギー性鼻炎標準 QOL 調査票など（図2）を用いて評価するとよい．なお，治療終了後効果が減弱した場合は，治療再開で速やかな効果発現が望めることも報告されている[5]．

（2）中止が必要なとき

① 歯科治療中，口内炎，口腔内外傷がある，喘息症状の悪化時，急性感染症罹患時や体調が悪い場合は，一時的に投与を中止する．小児は，乳歯から永久歯への生えかわり時に乳歯が抜けて出血があるときも一時的に休薬する．

② ワクチン接種時：予防接種の種類にもよるが，接種した日は休薬をすることが望ましい．休薬の期間は，予防接種の種類や患者の状態などから個々に判断が必要である．

③ 旅行（修学旅行，林間学校，部活の合宿などを含む）時：心身ともに日常と大きく異なる環境であり，副作用出現時の早急な対応も難しい状況も推測されるため，その期間は休薬を考慮する．

【解　説】　治療をいったん休止後再開時は，維持期で安定している時期の1ヶ月以内の中断なら維持量からの再開でよいが，数ヶ月無投薬なら低用量から再開し増量することが望ましい．

（3）アドヒアランスの維持

患者に1ヶ月1回程度の定期的な受診をさせて，服用状況や副作用の有無などを継続して確認する．日記帳などを用いて投薬状況を記録する習慣をつけてもらうことも有効である．

【解　説】　本邦での脱落率は10〜20％とされ，海外と比べて良好である．湯田らの報告でも，アドヒアランスが70〜75％を超えると有意に効果が高まり，週に2回以上忘れなければよいと指導することを勧めている[6]．患者の残薬状況を確認しながら，継続のモチベーションを下げないように指導していくことも求められる．

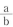

a
—
b

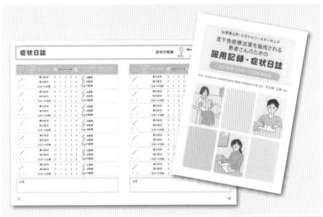

図 2.
アレルギー日誌(a)，日本アレ
ルギー性鼻炎標準 QOL 調査票
(b)

副作用

患者には，自宅で「アレルゲン」を服用するため，アレルギー反応(発赤，腫脹，痒みなど)がある程度生じる可能性があることを説明する．

副作用はスギ花粉 SLIT 開始初期(約 1 ヶ月)に発現しやすく，もっとも多いのは投与部位である口腔内の腫れ，痒みなどである．その他は咽頭痛，のどの違和感，耳の痒み，皮膚の痒みなどの軽微な局所反応がほとんどであるが，約半数の患者に出現する．これらの副作用は投与後数時間で自然に回復することが多く，服用の継続とともに徐々に生じなくなる．症状が一定期間持続する場合は，早めに来院することを勧める．口腔底腫脹症状が長時間持続する場合は，舌下投与前に抗ヒスタミン薬を内服するなどの方法がある．また，胃部不快感，下痢などの症状が生じた際は，舌下吐き出し法(薬剤を舌下に保持後嚥下せずに吐き出す方法)も有効である．実際の症例を下記に示す．そして，持続する蕁麻疹，喘息の悪化がある場合は休薬のうえ，各々専門科に相談することが望ましい．加えて，稀ではあるが，全身性のアレルギー症状が起こる可能性があり，アナフィラキシー症状が発現した際は，直ちに医療機関を受診するように説明し，ガイドラインを参考に対応する．SLIT は現時点では致死的なアナフィラキシーの報告は認めていないが，症状が起きた時に対応できるようにしておくことが重要である．

1）症例 1：31 歳，女性

【既往歴】 過敏性腸炎，自律神経失調症

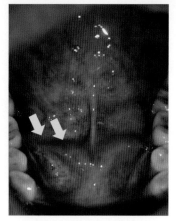

図 3. 症例 1：口腔底,
右ワルトン管周囲の腫脹

【採血データ】 T-IgE：920 u/m*l*, スギ抗原特異的 IgE：100 u/m*l*, view：スギ 6, ヒノキ 4, カモガヤ 4, ブタクサ 2, ハンノキ 2, シラカンバ 2, ネコ 2, イヌ 2

【現病歴】 10 年前よりスギ花粉飛散期の鼻汁, くしゃみ, 眼の痒みなどの症状で悩んでいた. X 年 10 月スギ花粉症 SLIT を希望されて来院, 治療を開始した. 治療開始後, 増量期より口腔底腫脹が 2 時間持続する症状が 1 週間継続したため（図 3）, SLIT 30 分前に抗ヒスタミン薬内服を指示した. その後, SLIT による腫脹は改善し, 抗ヒス

タミン薬の内服を中止し治療継続した.

2）症例 2：14 歳, 女性

【既往歴】 2 歳, 食物アレルギー多種目（モモ, リンゴ, イチゴ, ゴマ, 大豆など）

【採血データ】 T-IgE：2147 u/m*l*, スギ抗原特異的 IgE：290 u/m*l*

【現病歴】 幼少時にアレルギー専門医療機関で食物アレルギーの加療を行っていた. その後, 食物アレルギーは寛解し, アレルギー性鼻炎に対し近医でフォローされていた. スギ花粉飛散期の症状コントロールが不良なため SLIT を勧められ, X 年 10 月当科紹介受診となった. SLIT 開始 2 週間後に咽頭違和感, 軽度咽頭痛があったが, 抗ヒスタミン薬の投与で症状は消失し, 治療継続となっていた. その後, 初年度の花粉飛散期に, 2 日間腹痛, 嘔気が持続した. 治療による副作用と考えられたので, 舌下吐き出し法に変更したところ, 副作用症状は消失し, 治療継続可能となった. 非常に真面目な性格の患者で, それから 5 年間治療を継続し, 症状が著明改善して治療終了となった.

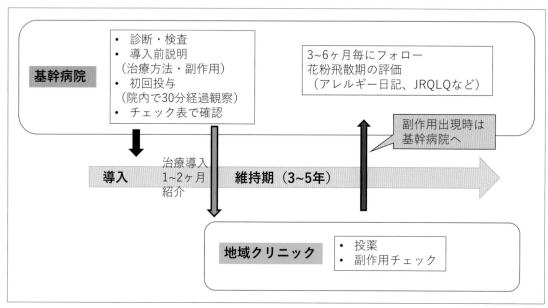

図 4. スギ舌下免疫療法治療プラン

まとめ

スギ SLIT について，実際の方法と適応，禁忌，注意点，自験例を含めて解説した．スギ SLIT が本邦で保険適用の治療となり 6 年が経過したが，患者の認知度も徐々に上がってきている．また，当初不安視されていたような重症度の高い副作用はほとんどみられず，比較的安全に施行できる治療であり，開業医の先生方にも取り組みやすい治療であると思われる．治療導入時の説明は慣れないと煩雑であるため，副作用発現時の対応も併せて，連携基幹病院で治療を導入し，その後維持療法を近医で継続する方法も有効であると考えられる(図 4)．現在，治療の有効性についてのエビデンスが構築されているが，筆者も実臨床で多くの患者の症状，QOL 改善を経験し[7]，患者満足度の非常に高い治療であると感じている．本治療が，スギ花粉症の新たな治療選択肢の 1 つとして，今後さらに発展し普及することを期待したい．

参考文献

1) 鼻アレルギー診療ガイドライン作成委員会：鼻アレルギー診療ガイドライン―通年性鼻炎と花粉症―2020 度版．ライフ・サイエンス，2020.
2) Gotoh M, Yonekura S, Imai T, et al：Long-term efficacy and dose-finding triail of Japanese cedar pollen SLIT tablet. J Allergy Clin Immunol Pract, 7(4)：1287-1297, 2019.
3) Pfaar O, Demoly P, Gerth van Wijk R, et al：Recommendations for the standardization of clinical outcomes used in allergen immunotherapy trials for allergic rhinoconjunctivitis：an EAACI Position Paper. Allergy, 69(7)：854-867, 2014. Apr 25. EAACI.
   Summary European Academy of Allergy and Clinical Immunology(EAACI)の AR に対する AIT に関する特別委員会により作成．SCIT と SLIT は短期的効果において季節性 AR および通年性 AR の両者に推奨される．長期的な効果を得るには最低 3 年間の治療を行うことが推奨される．
4) Okamoto Y, Okubo K, Yonekura S, et al：Efficacy and safety of sublingual immunotherapy for two seasons in patients with Japanese cedar Pollinosis. Int Arch Allergy Immunol, 166：177-188, 2015.
5) Marogna M, Spadolini I, Massolo A, et al：Long-lasting effects of sublingual immunotherapy according to its duration：a 15-year prospective study. J Allergy Clin Immunol, 126(5)：969-975, 2010.
   Summary 15 年間の長期オープン試験で，ダニ SLIT を 3 年間継続すると 7 年間効果が持続する，4〜5 年治療すると 8 年間持続する．薬物スコアの減少や，新規感作の抑制効果も示された．
6) 湯田厚司，小川由起子，鈴木祐輔ほか：スギ花粉症舌下免疫療法のアドヒアランスと臨床効果への影響．日耳鼻会報，119(12)：1504-1510, 2016.
7) 濱田聡子，朝子幹也，小林良樹ほか：スギ花粉症舌下免疫療法における治療効果の検討．耳鼻免疫アレルギー，34(2)：166-167, 2016.

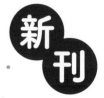

ストレスチェック時代の

睡眠・生活リズム
改善 実践マニュアル
―睡眠は健康寿命延伸へのパスポート―

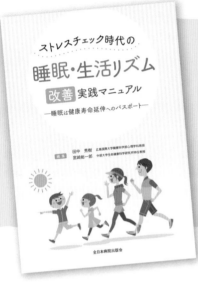

編集 田中　秀樹　広島国際大学健康科学部心理学科教授
　　　　宮崎総一郎　中部大学生命健康科学研究所特任教授

2020年5月発行　B5判 168頁 定価（本体価格3,300円＋税）

睡眠に問題のある患者さんに、どのように指導・説明し、生活習慣やストレスを改善するのか？
子どもから高齢者まで誰にでも実践できる
睡眠指導のノウハウをこの一冊に凝縮しました！

本書巻末に実際に使用している資料を掲載！

CONTENTS

目次の詳細はここからチェック!!

 全日本病院出版会　〒113-0033 東京都文京区本郷 3-16-4　Tel：03-5689-5989
www.zenniti.com　　　　　　　　　　　　　　　　　　　　Fax：03-5689-8030

MB ENT, 250 : 33-38, 2020

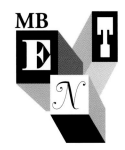

◆特集・詳しく知りたい！舌下免疫療法

スギ花粉症の効果

湯田厚司*

Abstract スギ花粉舌下免疫療法の効果を自験例も含めて概説した．本邦最初のランダマイズ試験は 2008 年に報告され，その後 2 つの大規模試験で効果があり，シダトレン® とシダキュア® が順次発売された．我々は，2014 年に舌下免疫療法が保険適用となって以来，毎年の臨床効果を報告してきた．シダトレン® 治療群は薬物治療群よりも有意に効果的で，毎年の結果でも再現性があった．3 年間治療例での中等度飛散年の寛解率は 33.0%（38/115 例）で，8.7%（10 例）は無併用薬・無症状であった．治療 1 年目でも効果的だが，継続するとさらに高まるので，数年以上の治療がよい．シダキュア® も発売初年度の 2019 年に検討し，大量飛散年でもシダトレン® と同等以上の有用性を示した．スギ花粉症に効果が高いが，ヒノキ花粉症への効果は減弱するので，ヒノキ花粉飛散期には適切な薬物治療の追加が必要な例もある．

Key words 舌下免疫療法（sublingual immunotherapy），スギ花粉（cedar pollen），アレルギー性鼻炎（allergic rhinitis），臨床効果（clinical efficacy）

舌下免疫療法は，アレルギーの自然史も修飾し得る効果の高い治療である．本邦に特有の疾患であるスギ花粉症にも 1969 年より皮下免疫療法が行われており，2014 年には舌下免疫療法も保険適用として開始された．本稿では舌下免疫療法のスギ花粉症への効果について概説する．

スギ花粉舌下免疫療法の効果判定法

舌下免疫療法の効果判定に客観的な検討手法がなく，患者の自覚症状に頼ることが多く，患者の自覚所見をスギ花粉飛散期にアンケート調査などで検討することとなる．

アレルギー性鼻炎の自覚症状の調査には数種類の調査法が多用されている．日本アレルギー性鼻炎標準 QOL 調査票（JRQLQ No. 1）は鼻眼の自覚症状や QOL（quality of life）を 5 段階で評価できる[1]．また，鼻アレルギー診療ガイドライン[2]にも掲載されている症状スコアと薬物スコアは，投与薬を点数化することにより異なる治療法を比較で

きる．これらの調査票はアレルギー性鼻炎や花粉症に特化した調査票である．我々もこれらの手法を利用しているが，視覚的評価スケール（visual analog scale：VAS）法も多用している．VAS法は一般的な調査にも用いられ，他の手法が段階評価であるのに対して，回答が連続変数であるので統計的に解析しやすい．

スギ花粉症の症状は花粉飛散数に大きく影響される．花粉飛散状況は毎年異なり，飛散が非常に多い年から少ない年まであり，地域性もある．また，花粉を測定する機器の設置場所の環境は飛散結果測定の精度に影響する．そのため，できるだけ同じ場所で，同じ手法により数年以上の継続した効果判定が有用である．

本邦におけるランダマイズ試験による
スギ花粉舌下免疫療法の効果

本邦における最初のスギ花粉舌下免疫療法のランダマイズ試験は，臨床研究として Okubo らによ

* Yuta Atsushi, 〒 514-0837 三重県津市修成町 2-3　ゆたクリニック，院長

り2008年に報告された[3]. この試験では，皮下注射用のスギ花粉治療液を舌下投与に転用する方法で行われた. 皮下注射用スギ花粉治療液はシダトレン®と同じ成分であるが，この試験での投与スケジュールはアレルゲン量も少ない季節前投与で投与のプロトコールであり，シダトレン®の投与スケジュールと異なっていた. また，他のグループからも報告がされた[4].

これらの臨床研究の成果を得て，現在のシダトレン®の市販化に向けた大規模なランダマイズ試験が行われた. スギ花粉症531人に対してスギ花粉舌下液2,000 JAUをプラセボと比較した2年間の試験が行われ，実薬群で症状薬物スコアの減少があり，舌下免疫療法の有効性を示した[5]. この結果を基にシダトレン®が本邦で初めて発売された.

次に，高アレルゲン量の投与試験が検討され，スギ花粉症患者1,042人に対して2,000 JAU，5,000 JAU，10,000 JAUの3用量による用量設定試験を行われ[6]，さらに，治療3年間の症状の変化が追跡された. 3群ともプラセボに比べて有意に症状薬物スコアを減少させ，5,000 JAUと10,000 JAUでは2,000 JAUより有意に症状薬物スコアを減少させた[7]. また，5,000 JAUと10,000 JAUで効果に差がなかったことと，副反応の結果[6]から維持量5,000 JAUのシダキュア®錠が発売された.

自験例におけるシダトレン® （維持量2,000 JAU）の効果

2014年にシダトレン®が発売されて以来，当院では毎年のスギ花粉飛散ピーク時の臨床効果を報告してきた[8]~[11]. 鼻3症状（くしゃみ，鼻水，鼻づまり），眼症状や全般症状をVASで検討すると，シダトレン®治療群は抗ヒスタミン薬を中心とした薬物治療群よりも有意に効果的であり，皮下免疫療法と同等の効果を示した. スギ花粉症での効果はその年の花粉飛散数により大きく影響を受けるが，治療効果を検討しやすい中等度飛散年で

あった2015〜2017年の3年間の結果は近似して良好であった. また，スギ花粉が大量に飛散した2018年と2019年でもシダトレン®治療群が有意に良好な効果を示した（図1）[12].

自験例におけるシダキュア® （維持量5,000 JAU）の効果

我々は，シダキュア®が発売された初年度の2019年スギ花粉飛散ピーク時に効果を検討した[13]. シダキュア®で治療した69例（18.0±13.5歳，男性40例）とシダトレン®で治療した1年目97例（29.8±16.2歳，男性44例）を対象にVASとJRQLQ No.1の症状スコアで眼鼻症状と総合症状を評価した. 同年はスギ花粉が大量飛散（総数10,933個/cm²）した年のため両群で有意差はなかったが，スコア平均ではシダキュア®群がやや良かった. 症状時に併用した薬にも差がなかった. シダキュア®群はシダトレン®群と同等以上の効果があった. シダキュア®治療群は11歳以下の小児例を含むので，シダトレン®の適用年齢である12歳以上のみで両群を比較するとシダトレンの平均スコアがさらに小さく良好であった.

また，シダキュア®治療群（1年目）64例と抗ヒスタミン薬を中心とした薬物治療群134例（34.3±15.4歳，男性67例）をVASで比較すると，くしゃみ，鼻水，鼻づまりの鼻3症状と眼の痒み症状と全般改善度においてシダキュア®治療群が有意に良好な結果であった（図2）. シダキュア®は2018年に発売された薬剤であり，今後も臨床成績の集積が望まれる.

自験例におけるスギ花粉舌下免疫療法の寛解率

舌下免疫療法は一部で寛解が期待でき，アレルギー自然史に修飾できる治療である. では，どれくらいの例で寛解に導けるのであろうか？ スギ花粉症に完治や寛解の規定はないが，本邦で検討された臨床試験で規定された寛解の基準[5][6]を参考に，併用薬がなく，鼻アレルギー診療ガイドライン[2]における鼻症状スコアが1点以下の例を寛

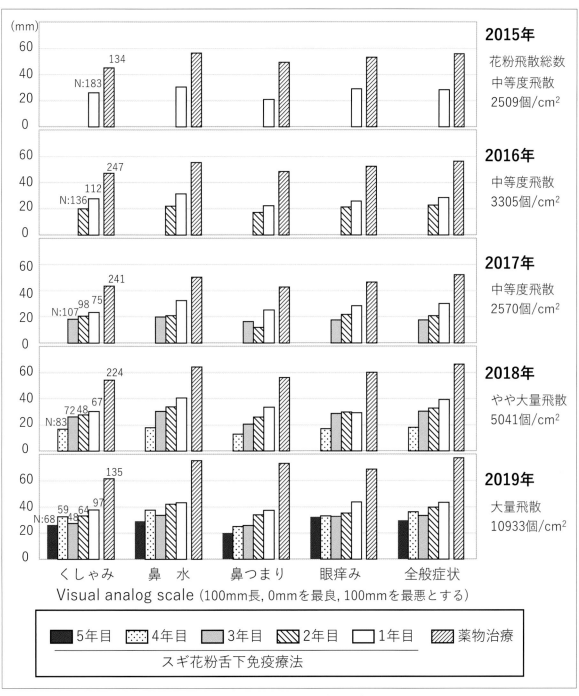

図 1. 舌下免疫療法の発売以来 5 年間の鼻眼症状成績

2014 年に発売されたシダトレン® での舌下免疫治療例の効果について，筆者が 2015〜2019 年のスギ花粉飛散ピーク時に報告した visual analog scale での鼻眼症状を示す．薬物治療は，抗ヒスタミン薬などを調査時に服用していた例とした．グラフは平均で示し，例数をバー上の数字で示した．統計解析や標準偏差などは原著を参照として省略した

（文献 12 より転載）

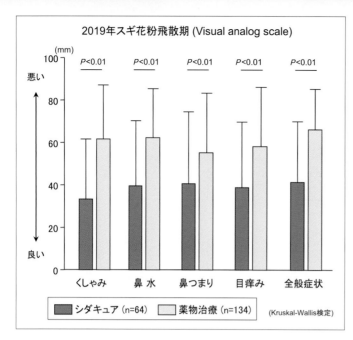

図 2.
シダキュア® の治療 1 年目の効果
2019 年（総数 10,933 個/cm²）スギ花粉飛散
ピーク時に，シダキュアと抗ヒスタミン薬な
どを服用していた薬物治療例の鼻眼症状と
全般症状を VAS 法で比較した

解と規定して検討した.

　舌下免疫療法が 3 年以上の治療年数を勧められ
ていることを考えて，3 年間治療した例の寛解率
を検討した. スギ花粉が中等度飛散年（総数 2,570
個/cm²）であった 2017 年の花粉飛散ピーク時の調
査では，舌下免疫療法を 2015 年に開始して 3 年目
を迎えた 115 例中で 38 例（33.0%）が寛解であっ
た[10]. また，10 例（8.7%）は，スギ花粉飛散期間
中に併用薬がなく，症状も全くない例であった.

継続治療の効果

　舌下免疫療法の効果は治療開始後数ヶ月以降で
現れるとされるが，継続して治療を続けると効果
も高まる. 我々がスギ花粉症で確認した結果で
は，治療継続した年数が増えるほど効果が高まっ
ていた[11)14)]. この効果は以前に我々が検討した皮
下免疫療法でも確認されている[15].

　前述の図 1 で示したシダトレン® 治療群で 5 年
間継続調査した検討では，治療年数が長くなるに
つれて VAS も良くなっていた[12]. 特に，2015〜
2017 年の 3 年間は，スギ花粉飛散総数が中等度飛
散で近似しており，2015 年と 2017 年は花粉飛散
総数がわずか 61 個しか変わらない近似した飛散
年であり，この 3 年の効果をみても再現性のある
結果があったと考える（図 1）.

　我々の検討は比較的低用量のアレルゲン量であ
るシダトレン® での結果であり，高アレルゲン用
量の治療薬での効果についてはまだはっきりしな
い. シダキュア® でも同様の効果があると予想し
ているが，まだ発売から年数がないので，今後の
検討が必要である.

　この結果から，舌下免疫療法の効果は 1 年目で
も効果があるが，長期に治療を継続するほうがよ
いと示唆され，効果判定は数年で行いたい. 治療
年数もシダトレン® 治療では 4〜5 年の治療継続が
良いと考える. しかし，高アレルゲン量のシダ
キュア® では 3〜4 年でも十分である可能性があ
り，この点もこれから数年での結果を参考に考え
ると良いだろう.

ヒノキ花粉症への効果

　スギ花粉症にヒノキ花粉症を合併する例は非常
に多い. ヒノキ花粉は西日本に植生が多く，ヒノ
キ花粉がスギ花粉よりも多く飛散する地域もあ
る. 西日本では 10 年以上前からヒノキ花粉症が問
題となっており[16)]，最近では関東でもヒノキ花粉
飛散が増加してきた. 我々はスギ花粉の免疫療法
がヒノキ花粉症では効果が劣ると報告してきた.
皮下免疫療法でも 2006 年のスギ花粉とヒノキ花
粉飛散期の効果を検討すると，ヒノキ花粉飛散期

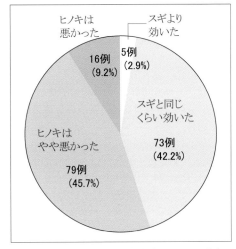

図 3. スギ花粉舌下免疫療法のヒノキ花粉
　　　への効果
ヒノキ花粉症状を有するスギ花粉症患者に
舌下免疫療法（シダトレン®）を行い，2 年目
のヒノキ花粉飛散期症状についてアンケー
ト調査を行った
（文献 19 より転載）

で治療効果が減弱していたことを報告した[17]．こ
の傾向は舌下免疫療法でも同様に認められ
た[18)19]．ヒノキ花粉症状を有するスギ花粉症患者
にシダトレン®で舌下免疫療法を行い，2 年目のヒ
ノキ花粉飛散期の症状についてアンケート調査を
行うと，ヒノキ花粉飛散期の効果が悪かったと回
答した例が 54.9%を占めた（図 3）[19]．ヒノキ花粉
にも効果的な例もあるが，治療患者の半数以上で
ヒノキ花粉飛散期に悪化するので，この時期の適
切な薬物治療の追加も検討すべきである．

　スギ花粉とヒノキ花粉は抗原エピトープに高い
相同性があるとされる．ヒノキ花粉の主要抗原と
して Cha o 3 が最近同定され[20]，スギ花粉の Cry j
4 と相同性を有するが，Cry j 4 の発現が弱いた
め，共通抗原を介した効果に期待できないと考え
られる[21]．

　ヒノキ花粉の舌下免疫療法の開発も期待される
が，ヒノキ花粉はスギ花粉よりも花粉を採取しに
くいことなどからその開発はまだ着手されていな
い．

まとめ

　スギ花粉の舌下免疫療法は，皮下免疫療法と同

等の効果が期待できる．また，既存の薬物治療よ
りも効果的であった．

参考文献

1) 奥田　稔，大久保公裕，後藤　穣ほか：日本ア
　レルギー性鼻炎 QOL 標準調査票（2002 年度
　版）．アレルギー，**52**（補冊）：21-56, 2003.
2) 鼻アレルギー診療ガイドライン作成委員会：鼻
　アレルギー診療ガイドライン—通年性鼻炎と花
　粉症—2016 年版．ライフ・サイエンス，2016.
3) Okubo K, Gotoh M, Fujieda S, et al：A random-
　ized double-blind comparative study of sublin-
　gual immunotherapy for cedar pollinosis.
　Allergol Int, **57**：265-275, 2008.
　Summary　本邦で初めてのスギ花粉舌下免疫
　療法のランダマイズ多施設共同試験．舌下免疫
　療法の有用性を示した．
4) Horiguchi S, Okamoto Y, Yonekura S, et al：A
　randomized controlled trial of sublingual imm-
　unotherapy for Japanese cedar pollinosis. Int
　Arch Allergy Immunol, **146**：76-84, 2008.
5) Okamoto Y, Okubo K, Yonekura S, et al：Effi-
　cacy and safety of sublingual immunotherapy
　for two seasons in patients with Japanese
　cedar pollinosis. Int Arch Allergy Immunol,
　166：177-188, 2015.
6) Yonekura S, Gotoh M, Kaneko S, et al：Treat-
　ment duration-dependent efficacy of Japanese
　cedar pollen sublingual immunotherapy：
　Evaluation of a phase Ⅱ/Ⅲ trial over three
　pollen dispersal seasons. Allergol Int, **68**：494-
　505, 2019.
7) Gotoh M, Yonekura S, Imai T, et al：Long-
　Term Efficacy and Dose-Finding Trial of Jap-
　anese Cedar Pollen Sublingual Immunother-
　apy Tablet. J Allergy Clin Immunol Pract, **7**：
　1287-1297, 2019.
　Summary　シダキュア®錠と同等の 5000AJU
　を含む高アレルゲンでのプラセボを用いたラン
　ダマイズ試験．3 年間の長期成績での効果を示
　した．
8) 湯田厚司，小川由起子，鈴木祐輔ほか：スギ花
　粉症における舌下免疫療法 191 例の初年度治療
　成績．アレルギー，**64**：1323-1333, 2015.
　Summary　シダトレン®で多数例に治療した
　例における初年度の臨床効果を評価した本邦で

最初の実臨床成績.

9）湯田厚司，小川由起子，鈴木祐輔ほか：スギ花粉症舌下免疫療法の治療 2 年目 133 例における 2016 年の治療効果．アレルギー，**65**：1208-1218, 2016.

10）湯田厚司，小川由起子，鈴木祐輔ほか：スギ花粉症舌下免疫療法の治療 3 年目 112 例の臨床効果．アレルギー，**66**：1172-1180, 2017.

11）湯田厚司，小川由起子，鈴木祐輔ほか：スギ花粉症舌下免疫療法のスギ花粉多量飛散年での臨床効果と治療年数の効果への影響．アレルギー，**67**：1011-1019, 2018.
　Summary シダトレン® 1～4 年目治療例の鼻眼症状を 2018 年に比較し，治療年数が増えると効果も高いことを示した.

12）湯田厚司：舌下免疫療法─成人および小児季節性アレルギー性鼻炎の克服を目指して─．日耳鼻会報，**123**：113-117, 2020.

13）湯田厚司，小川由起子，鈴木祐輔ほか：スギ花粉舌下免疫療法治療薬シダキュア® 69 例の初年度治療成績．アレルギー，**68**：958-965, 2019.

14）湯田厚司，小川由起子，鈴木祐輔ほか：スギ花粉症舌下免疫療法の治療 2 年目における症状改善の増強効果．日耳鼻会報，**120**：44-48, 2017.

15）湯田厚司，服部玲子，坂井田　寛ほか：スギ花粉症に対する免疫療法のヒノキ科花粉症への効果．日鼻誌，**46**：109-113, 2007.

16）荻原仁美，湯田厚司，宮本由起子ほか：ヒノキ科花粉症と咽喉頭症状．日耳鼻会報，**114**：78-83, 2011.

17）湯田厚司，服部玲子，坂井田　寛ほか：スギ花粉症に対する免疫療法のヒノキ科花粉症への効果．日鼻誌，**46**：109-113, 2007.

18）湯田厚司：スギ花粉症に対する舌下免疫療法のヒノキ花粉症への効果．日鼻誌，**54**：503-508, 2015.

19）湯田厚司，小川由起子，荻原仁美ほか：スギ花粉舌下免疫療法のヒノキ花粉飛散期の臨床効果．日耳鼻会報，**120**：833-840, 2017.
　Summary スギ花粉舌下免疫療法は，スギ花粉症に効果的でもヒノキ花粉症に対しては効果が落ちることを示した.

20）Osada T, Harada T, Asaka N, et al：Identification and gene cloning of a new major allergen Cha o 3 from Chamaecyparis obtusa（Japanese cypress）pollen. J Allergy Clin Immunol, **138**：911-913, 2016.

21）Osada T, Tanaka Y, Yamada A, et al：Identification of Cha o 3 homolog Cry j 4 from Cryptomeria japonica（Japanese cedar）pollen：Limitation of the present Japanese cedar-specific ASIT. Allergol Int, **67**：467-474, 2018.

MB ENT, 250：39-46, 2020

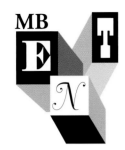

◆特集・詳しく知りたい！舌下免疫療法

ダニ舌下免疫療法の 安全な導入と注意点

川島佳代子*

Abstract 2015 年より日本においてもダニによる通年性アレルギー性鼻炎に対してダニ舌下免疫療法が保険適用となった．2018 年からは小児にも適応が拡大されている．舌下免疫療法は，重症の患者だけでなく，薬物療法で副作用を生じる患者，鼻炎によって生じている生活の質の悪化について改善を図る必要がある患者にも適応となる．一方で，コントロール不良な喘息症例などは禁忌となる．治療開始早期は局所の副反応が高頻度で起こることや，アナフィラキシー反応が起こった際の対応について患者に事前に説明しておく必要がある．また，ダニ舌下免疫療法施行中は，合併するアレルギー疾患のコントロールを良好にしておくことが求められる．舌下免疫療法はアドヒアランスが重要であり，継続できるかどうかは患者自身の要因も影響するが，医師と患者間のコミュニケーションにも配慮し，特に小児に対しては学校生活への影響も考え，詳細な情報を提供し継続できる環境を作ることが重要である．

Key words 舌下免疫療法(sublingual immunotherapy；SLIT)，室内塵ダニ(house dust mite；HDM)，通年性アレルギー性鼻炎(perennial allergic rhinitis；PAR)，アドヒアランス(adherence)，患者教育(patient education)，小児(children)

はじめに

2014 年に日本でもスギ舌下免疫療法が保険適用となり，その翌年2015 年にダニ舌下免疫療法も保険適用となった．ダニ舌下免疫療法はダニによるアトピー型気管支喘息にも効果を示すと考えられるが，現在はダニによる通年性アレルギー性鼻炎に対して保険適用となっている．本稿では，ダニによる通年性アレルギー性鼻炎に対して，どのような患者に行うべきか，安全に導入し確実に継続できるようにするにはどのようなところに注意すべきかなど実際の方法について自験例を示しながら述べる．

通年性アレルギー性鼻炎

通年性アレルギー性鼻炎はダニ，真菌，動物の毛などが抗原となり鼻症状を引き起こす．その中で主要な抗原はダニである．代表的なダニはヤケヒョウヒダニ(Dermatophagoides pteronyssinnus；DP)とコナヒョウヒダニ(Dermatophagoides farina；DF)であり，これらのダニの糞，虫体に含まれるタンパク質がアレルギーの原因となる．この両種は交差性が高いことから，ダニアレルギーの患者は両種のアレルゲンに感作されていることが多い[1]．ダニの主要なコンポーネントは，Der p 1/Der f 1 と Der p 2/Der f 2 であり，福冨ら[2]は寝具中の Der 1 量を日本と欧米で比較したところ，日本ではヒョウヒダニ属の濃度が非常に高く，有効な環境整備を行わなければ，遺伝的要因のあるものは高い確率でダニに感作されると述べており，このことは日本におけるダニによる感作の増加にも関与している．また，Der p 1 および Der f 1 は，上皮結合を破壊するプロテアーゼ活性を有しており抗原の侵入を容易にすることも

* Kawashima Kayoko，〒 583-8588 大阪府羽曳野市はびきの 3-7-1　大阪府立病院機構大阪はびきの医療センター耳鼻咽喉科，主任部長

知られている[1].

　日本における通年性アレルギー性鼻炎の有病率は, 2019年の調査において24.5%であり, 年齢別の有病率は0〜4歳で5.1%, 5〜9歳で20.9%, 10〜19歳で38.5%で5〜9歳で増加し, 10〜20代でピークとなっている[3]. 小児期には他のアレルギー疾患を合併することが多く, アトピー素因をもつ小児が乳児期にアトピー性皮膚炎や食物アレルギーを発症し, その後, 気管支喘息やアレルギー性鼻炎を発症する過程を馬場[4]はアレルギーマーチと提唱した. 小児症例においてはアレルギー性鼻炎だけでなく, これらのアレルギー疾患を合併していることが多い. また, ダニの感作は通年性アレルギー性鼻炎だけでなく, 気管支喘息の原因にもなりうる. 気管支喘息を合併していない通年性アレルギー性鼻炎患者の場合でも一秒率などの呼吸機能低下を示すことがあり, 下気道病変に対しても注意が必要である[5].

ダニによる通年性アレルギー性鼻炎の診断と治療

　ダニによる通年性アレルギー性鼻炎の診断は, 問診, 鼻内所見をもとに行い, これに皮膚テストあるいは血液中の特異的IgE検査にてダニに陽性であることを確認し, 鼻汁好酸球検査あるいは誘発テストが陽性であればダニアレルギーと確定診断できる. 最近ではペットを飼育している家庭も多く, ペットの影響についても考慮する必要がある.

　通年性アレルギー性鼻炎の治療は, ① 抗原の除去と回避, ② 薬物療法, ③ アレルゲン免疫療法が主として行われる. 抗原の回避については, こまめに掃除機をかけたり, 防ダニシーツを使用するなど複数の方法を組み合わせることで有効と考えられるが, アレルギー性鼻炎においては, 効果的なハウスダストダニ回避の効果を調査した研究はほとんどないためエビデンスはいまだ乏しい状態である[5][6]. 一般的には薬物療法が広く行われており, 第2世代抗ヒスタミン薬や抗ロイコトリエン薬, 鼻噴霧用ステロイド薬などを重症度, 病型を

考慮しながら投与する. アレルゲン免疫療法は鼻アレルギー診療ガイドライン2020年度版[7]において, 通年性アレルギー性鼻炎においても花粉症においても軽症〜重症に至るまで推奨されている治療である.

ダニ舌下免疫療法

　ヨーロッパアレルギー学会(The European Academy of Allergy and Clinical Immunology；EAACI)から出されているアレルゲン免疫療法ガイドライン[8]では, 舌下免疫療法は, 安全性, 忍容性に優れている方法と考えられ, 通年性アレルギー性鼻炎に対する室内塵ダニ(house dust；HDM)舌下錠は, 短期的な効果としては成人, 小児ともに優れており(グレードA), 長期的な効果としても推奨されている(成人グレードB, 小児グレードC). Durhamら[9]は, HDM舌下錠は, デスロラタジンやモンテルカストなどの薬物療法よりも有効性を示す数値が大きかったと報告している. アメリカにおいても米国耳鼻咽喉科・頭頸部外科学会(AAO-HNSF)は2015年にアレルギー性鼻炎の診療ガイドライン[10]にて, "アレルギー性鼻炎に対する舌下免疫療法や皮下免疫療法の有効性は複数の大規模なシステマティックレビューで支持されている"と記載している. また, 小児への花粉による舌下免疫療法については, 新規の喘息発症抑制効果があることが報告されているが[11], ダニ舌下免疫療法については新規の感作抑制と喘息の発症抑制効果はまだ明確に実証されていない. 日本においては, 2015年に保険適用となり, 2018年からは小児にも適応拡大された.

施行患者の選択と舌下免疫療法の禁忌と開始時期

　ヨーロッパでのガイドライン[8]では, アレルゲン免疫療法は, IgEの関与を認め中等症〜重症のアレルギー性鼻炎症状を呈する患者に考慮すべきであり, 軽症の患者においても長期的な効果を期待する患者にも考慮すると記載されている. Nolteら[12]は, 舌下免疫療法は薬物療法で副作用

表 1. 舌下免疫療法の絶対的禁忌と相対的禁忌

医学的状態	禁忌
喘息(部分的コントロール)	相対的
喘息(コントロール不良)	絶対的
自己免疫疾患　寛解期	相対的
自己免疫疾患　活動期(治療不応)	絶対的
悪性腫瘍	絶対的
β遮断薬	相対的
ACE 阻害薬	―
MAO 阻害薬	―
心血管系疾患	相対的
妊娠(アレルゲン免疫療法開始時)	絶対的
妊娠(アレルゲン免疫療法継続中)	―
小児(2 歳未満)	絶対的
小児(2~5 歳)	相対的
その他の年齢層	―
HIV(A, B stages；CD4+>200/μl)	相対的
AIDS	絶対的
精神疾患	相対的
慢性感染症	相対的
免疫不全	相対的
免疫抑制薬の使用	相対的

(文献 13 より引用改変)

表 2. 治療ステップ

1. **診断・治療提案**
   ① アレルギー性鼻炎の確定診断，適応，禁忌確認
   ② アレルゲン免疫療法についての説明
2. **開始前**
   ① 治療の実際の説明
   ② 患者の意思の確認
3. **初回投与時**
   ① 患者の状態の確認
   ② 増量時の服用方法，注意点を説明
   ③ 投与を行い，投与後の症状を確認
4. **開始初期**
   ① アドヒアランスの確認
   ② 治療継続可能か判断
   ③ 維持期の服用方法を説明
5. **治療継続期**
   ① アドヒアランスの確認
   ② 治療効果を評価
   ③ 中止，終了時期の検討

(文献 18 より引用改変)

を生じる患者，鼻炎によって生じている生活の質の悪化について改善を図る必要がある患者について勧めるべきと報告している．また，注射でないこと，頻回に医療機関を受診する必要もないことより小児にも有用であるとしている．

　一方で，舌下免疫療法が禁忌となる患者については，ヨーロッパのポジションペーパー[13]において絶対的禁忌として，コントロール不良な喘息症例，自己免疫疾患活動期(治療不応)，悪性腫瘍，妊娠(免疫療法開始時)，2歳未満の小児，AIDS としている．また，相対的な禁忌としては，部分的にコントロールされた喘息，自己免疫疾患寛解期，β遮断薬，心血管系疾患，2~5歳の小児，HIV，精神疾患，慢性感染症，免疫不全，免疫抑制薬の使用症例であるとされている(表1)．

　実臨床では，ダニのみの単独感作例ばかりではなく，多抗原に感作されている症例も多い．多抗原感作群と単独感作群を比較した検討結果で，エ

ビデンスレベルは低いが，ダニのみの単独感作群(n=56)と多感作群(n=56)では有効性，安全性に差はなく症状の改善がみられたと報告されている[14]．

　ダニ舌下免疫療法の開始時期については，Nolteら[15]は，北米およびヨーロッパでHDM舌下錠を投与された2,922人の患者において，春夏秋冬それぞれの季節の開始によって花粉飛散の影響により有害事象(adverse event；AE)を検討した．① 治療に起因する有害事象(treatment-emergent adverse events；TEAE)，② 治療に関連するAE(treatment-related adverse events；TRAE)③ 局所反応，および ④ 喘息関連AEは開始時期によってどのように異なるかを確認した．その結果は，季節にかかわらずそれぞれの有害事象の発生率は差がなく，いずれの季節からの開始でも安全であることを示している．しかし，小児では学校での体育の時間や学校行事への配慮が必要なことが多い．当科では小児例に対し保護者と過ごす時間が長いと思われる夏休みを利用して，舌下免疫療法の開始を行っている．

実際の施行の流れ

　ダニ舌下錠は海外ではダニ舌下錠，ダニ舌下液ともに施行されているが，日本において施行可能なのは，2種類のダニ舌下錠である．ミティキュ

平成30年9月8日〜　　月　　日

日付(天候)	8(土)日 (くもり・雨)			9(日)日(晴)			10日(雨)			11日(火)			12日(水)			日( )			日( )		
時刻	朝	昼	夜	朝	昼	夜	朝	昼	夜	朝	昼	夜	朝	昼	夜	朝	昼	夜	朝	昼	夜
症状 くしゃみ回数	0	0	0	2	0	2	0	0	0	0	0	0	0								
鼻かみ回数	0			0	0	3	0	0	0	2	0	0									
鼻づまり ※1	0	0	0	0	0	0	0	0	0	0	0	0	0								
眼のかゆみ ※2	0	0	0	0	0	0	0	0	0	0	0	0	0								
日常生活の支障度 ※3	0	0	0	0	0	0	0	0	0	0	0	0	0								
治療 舌下錠	✓			✓			✓			✓			✓								
飲み薬(　A　)	✓		✓	✓		✓	✓		✓	✓		✓	✓	✓							
飲み薬(　B　)	✓		✓	✓		✓	✓		✓	✓		✓	✓	✓							
飲み薬(　　　)																					
目薬	✓			✓		✓	✓			✓											
点鼻薬				✓			✓			✓											
その他																					
その他 その他に気づいたこと(																					
今週の具合	非常に良かった			良かった			少し良かった			変わらなかった					悪かった						

※1　鼻づまり→1日中つまっている(4), ほとんど鼻で息ができない(3), 鼻で息がしにくい(2), 少し鼻がつまる(1), つまらない(0)
※2　眼のかゆみ→目がかゆくてたまらない(3), かなりかゆい(2), 少しかゆい(1), 気にならない(0)
※3　日常の支障度→仕事が手につかないほど苦しい(3), 苦しい(2), 少し苦しいが仕事にあまりさしつかえない(1), 支障がない(0)

図1. 舌下免疫療法施行中のアレルギー日誌記載例

アダニ舌下錠®は3,300 JAUで開始した後, 7日間同量で継続し, その後10,000 JAUへ増量しそのまま継続する. アシテアダニ舌下錠®は, 100 IRで開始し, 2日目に200 IR, 3日目に300 IRと増量しそのまま300 IRで継続する. この2種類の舌下錠はダニの含有量が異なるが, 日本においてそれぞれ臨床試験が行われており, 有効性, 安全性ともに高いと考えられている[16)17)].

実際の施行の流れを表2[18)]に示す. 医療機関の準備としては, アナフィラキシーに対応できるようアドレナリン注射薬, 輸液, 酸素投与などの準備をしておく必要がある.

舌下免疫療法を希望する患者には前述した通年性アレルギー性鼻炎の確定診断を行い, 舌下免疫療法の適応であるか, あるいは禁忌ではないかを確認する.

開始前に, 治療の実際の説明を行い, 患者に治療を開始するかどうか確認する. 特に小児においては, 服用時間について事前に説明しておくほうがよい. 開始当初は, 局所の副反応が多く, アナフィラキシー反応が起こる可能性も想定し, 激し

い運動や入浴については服用後2時間程度避けることが望ましい. 学校生活に影響を与えるような可能性がある場合は, 日本学校保健会から出されている学校生活管理指導票を活用し, 治療内容や注意事項について, 学校に情報提供を行うことも有用である.

初回投与時には, 患者の状態を確認し, 増量時の服用方法, 注意点を説明する. 初回投与を行い, 30分は医療機関で経過観察を行い, 投与後の症状を確認する.

開始初期は局所の副反応が起こりやすいため発生状況と, アナフィラキシー反応を生じていないかどうかを問診したうえで, 毎日服用できているかどうかのアドヒアランスを確認する. 治療継続可能かどうか判断し, 維持期の服用方法を説明する.

治療継続期になれば, アドヒアランスの確認や定期的な治療効果の評価, 中止, 終了時期の検討を行う. 受診時には, アレルギー日誌または服薬ノートのチェックや, 受診予約を行うことで受診の有無を確認し, 来院しない場合は連絡し来院を促すことも継続には有効である(図1).

表 3. アレルゲン免疫療法の全身性反応の危険因子
から舌下免疫療法に当てはまるものを抜粋

- 現在のアレルギー症状と潜在的なアレルゲン曝露
- 現在の感染
- 皮下免疫療法または舌下免疫療法に対する以前の全身反応の既往
- コントロール不良または重度の喘息
- 高度の感作
- 増量中の過量投与
- β 遮断薬の使用
- 激しい運動

（文献 8 より引用改変）

表 4. アドヒアランスに関する要因

1. **患者に関連する要因**
   体の不調
   認知障害
   精神疾患の併存
   年齢（子ども，青年，および高齢者は非遵守）
   知識
   期待
   社会的および家族的支援
   対処方法
2. **病気に関連する要因**
   慢性的
   症状の安定性
   症状がない
3. **治療に関連する要因**
   毎日の服用回数が多い
   副作用の存在
   治療法の複雑さ
   使いやすさ
4. **医師と患者の関係に関連する要因**
   医師患者の関係性の乏しさ
   医師または患者による行動の不適切さ
   患者の関与が不十分
5. **医療制度に関連する要因**
   患者が医療サービスを受けることが困難である
   別の処方への切り替え
   診療所スタッフの不十分なかかわり
   高い薬剤費

（文献 25 より引用改変）

副作用

　ダニ舌下免疫療法における副作用については，Radulovic ら[19]が，49 の舌下免疫療法の臨床研究のメタ解析を行ったコクランレビューで，副反応はほぼ局所に限定されており，重篤な全身反応を示した症例はなくアドレナリン使用例もなかったと述べている．また，小児例においてもいくつかの臨床研究において安全性は高いことも報告されている[20]~[22]．

　EAACI ガイドライン[8]では，AIT 施行にて全身性反応を起こす危険因子として挙げている項目の中で，舌下免疫療法に当てはまる項目としては，アレルギー症状と潜在的なアレルゲン曝露，感染，皮下免疫療法または舌下免疫療法に対する以前の全身反応の既往，コントロール不良または重症の喘息，高強度の運動などである（表 3）．しかし，開始当初は腫脹，瘙痒感など局所の副反応の出現する可能性が高く[16][17]，事前に局所の副反応が起こると想定されることを患者に説明しておくことが必要である．また，アナフィラキシーを疑う症状を説明し，その場合はすぐに医療機関を受診するように指示しておく．実地診療での副作用の報告[23]では，英国で舌下免疫療法を行っている18 の医療機関において副作用情報の集計を行っている．花粉，動物なども含め 747 例の患者に投与され，そのうち HDM は 106 例に投与された．事前に抗ヒスタミン薬をすべての患者に投与している医療期間は 2 ヶ所で，一部の患者にのみ抗ヒスタミン薬を投与している医療機関は 7 ヶ所であった．747 例すべてにおいて全身性反応を示したものは花粉による 1 例のみで，グレード 1 と判

定され無治療で軽快した．アドレナリンを使用した患者，あるいは致死的な状態に陥った患者はなかったと報告している．湯田ら[24]はダニ舌下免疫療法の 1 年目の 64 例の解析で，副反応は 42 例に認めたが，副反応の重症度は，13 例がグレード 2で，その他はグレード 1 であったと述べている．当科においては，もともとアレルギー性鼻炎に対して抗ヒスタミン薬を内服している症例は当初はそのまま続行を指示し，服用していない症例は抗ヒスタミン薬を症状出現時に服用することを指示している．当科の症例においても，全身性反応を示した症例は 1 例も経験していない．また，ダニ舌下免疫療法施行中は，合併するアレルギー疾患のコントロールも重要であり，各疾患の主治医と情報共有することが望ましい．

アドヒアランス

　アレルギー性鼻炎治療のアドヒアランスについては，様々な要因が分析されている[25]（表 4）．患

者の要因については，認知障害，精神疾患，年齢（小児，青年，高齢者は不遵守の可能性が高い）など，疾患に関する要因としては，症状がないことが挙げられる．また，治療に関連する要因としては，副作用の存在，使いやすさなどが関係する．さらに，医師と患者の関係に関連する要因としては，関係性の乏しさなどが原因となりうる．さらに，医療制度に関連する要因は，医療サービスを受けられないこと，高い薬剤費などと記載されている．

2010年に行われたイタリアの研究ではダニ，花粉ともに開始初年度に患者の50％以上が中止し，2年目には28％，3年目には13％しか継続できていなかった[26]．この理由については，費用と継続方法に問題があると考察されている．アレルギー専門医からのアドヒアランスについての報告[27]では，患者が有効性を感じないことが離脱の最も大きな原因であるとし，次に費用と忍容性が考えられ，副作用や使いやすさは重要ではないとしている．一般医療機関と専門医療機関を受診している患者層は異なるかもしれないが，アドヒアランスを改善し，ドロップアウトを減らす解決策として，どちらにおいても患者への教育は重要であり役立つと考えられる．局所の副反応など舌下免疫療法の具体的な詳細な情報を患者に伝えることにより，突然中止することを防ぐことができると考えられる[28]．

患者教育

患者教育を含む舌下免疫療法の系統的な流れの重要性については，中国のガイドラインでも記載されている[29]．舌下免疫療法を行うには，医療スタッフの研修，患者のデータファイルの作成，患者だけでなく家族を含めた教育が重要である．舌下免疫療法に携わる医療スタッフは治療内容について理解し，一般的な局所の副反応や，緊急時に備えて対応できるように準備を行っておくことが望ましい．また，医師は舌下免疫療法を行っている患者のカルテにおいて，病歴，特異的IgE検査，舌下免疫療法開始日，その他の薬剤使用の記録，再診された日を確認できるようにしておき，医療スタッフに次回の来院日やフォローアップの予定を計画するようにしておく．患者教育については，舌下免疫療法について，施行方法（増量について，服用時間帯，食事，運動との時間についてなど），起こりうる副反応およびその対処について，薬剤の保管方法など家族を含めて教育することが望ましいことなどが記載されている．

当科においては，小児症例が多く夏休みに同時に開始できるよう，集団指導後の初回投与を行っている．集団指導の有用性は今まで糖尿病，心疾患，精神科領域など多くの疾患で報告されており[30][31]，集団指導を通して治療を理解し指導内容を実行し継続することを目的としている．当科でも開始する小児と保護者に夏休み開始時期に集まってもらい，集団で実際の局所の副反応の写真を提示したり，自宅での具体的な対処法などについて説明を行った後，一斉に初回投与を行い，急変時にも対応できるように準備して投与後の経過観察を行う試みを多職種で行っている．現在のところ効率的に問題なく施行できている（図2）．

有効性の評価について

舌下免疫療法の有効性の評価については，有効性を予測するバイオマーカーが確立されていないため，現在では自覚的な症状や薬物スコアの評価が用いられる．2007年のWAOの声明[32]では主要評価項目に総症状（鼻＋眼）薬物スコアを用い，副次評価項目として，個々の症状の項目，QOL評価などを行うことを推奨している．客観的な検査としてはハウスダスト鼻誘発テストが簡便で，鼻腔通気度検査も有用である．当科では小児例が多いため，学校の休みの期間（夏休み，冬休み，春休み）に定期的に有効性評価を行っている．

おわりに

ダニ舌下免疫療法は，日常臨床における臨床効果や副作用について今後まだまだ検討が必要であ

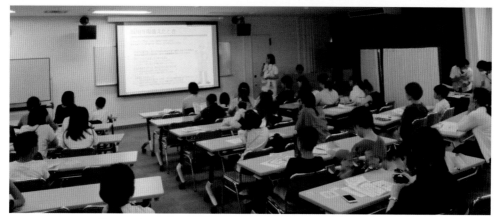

図 2. 小児症例に対する舌下免疫療法集団での初回投与の様子

る．長期的な効果や何年施行すべきか，あるいは中止後効果はどの程度持続するのかなど不明な点も多いため，患者への説明もやや曖昧となっている現状がある．治療予測および治療効果判定のバイオマーカーの確立も含め，今後様々なエビデンスの積み重ねが待たれるところである．

文　献

1) Gregory LG, Lloyd CM：Orchestrating house dust mite-associated allergy in the lung. Trends Immunol, **32**(9)：402-411, 2011.
2) 福冨友馬，安枝　浩，中澤卓也ほか：室内環境中のダニ・昆虫とアレルギー疾患．室内環境, **12**(2)：87-96, 2009.
3) 松原　篤，坂下雅文，後藤　穣ほか：鼻アレルギーの全国疫学調査 2019(1998 年，2008 年との比較)：速報—耳鼻咽喉科医およびその家族を対象として—．日耳鼻会報, **123**(6)：485-490, 2020.
4) 馬場　実：小児アレルギー疾患の発症と展開—予知と予防の可能性について．アレルギー, **38**(9)：1061-1069, 1989.
5) Calderón MA, Kleine-Tebbe J, Linneberg A, et al：House Dust Mite Respiratory Allergy：An Overview of Current Therapeutic Strategies. J Allergy Clin Immunol Pract, **3**(6)：843-855, 2015.
6) Roberts G, Xatzipsalti M, Borrego LM, et al：Paediatric rhinitis：position paper of the European Academy of Allergy and Clinical Immunology. Allergy, **68**(9)：1102-1116, 2013.
7) 日本耳鼻咽喉科免疫アレルギー学会，鼻アレルギー診療ガイドライン作成委員会：鼻アレルギー診療ガイドライン—通年性鼻炎と花粉症—2020

年版(改訂第 9 版)．ライフ・サイエンス, 2020.
8) Roberts G, Pfaar O, Akdis CA, et al：EAACI Guidelines on Allergen Immunotherapy：Allergic rhinoconjunctivitis. Allergy, **73**(4)：765-798, 2018.
   Summary　ヨーロッパアレルギー学会(The European Academy of Allergy and Clinical Immunology：EAACI)から出されたアレルゲン免疫療法ガイドライン．
9) Durham SR, Creticos PS, Nelson HS, et al：Treatment effect of sublingual immunotherapy tablets and pharmacotherapies for seasonal and perennial allergic rhinitis：Pooled analyses. J Allergy Clin Immunol, **138**(4)：1081-1088, 2016.
10) Seidman MD, Gurgel RK, Lin SY, et al：Clinical practice guideline：allergic rhinitis executive summary. Otolaryngol Head Neck Surg, **152**(2)：197-206, 2015.
    Summary　米国耳鼻咽喉科・頭頸部外科学会(AAO-HNSF)から出されたアレルギー性鼻炎の診療ガイドライン．
11) Valovirta E, Petersen TH, Piotrowska T, et al：Results from the 5-year SQ grass sublingual immunotherapy tablet asthma prevention (GAP)trial in children with grass pollen allergy. J Allergy Clin Immunol, **141**(2)：529-538, 2018.
12) Nolte H, Maloney J：The global development and clinical efficacy of sublingual tablet immunotherapy for allergic diseases. Allergol Int, **67**(3)：301-308, 2018.
13) Pitsios C, Demoly P, Bilò MB, et al：Clinical contraindications to allergen immunotherapy：an EAACI position paper. Allergy, **70**

(8)：897-909, 2015.

14) Li P, Li Q, Huang Z, Chen W, et al：Efficacy and safety of house dust mite sublingual immunotherapy in monosensitized and poly-sensitized children with respiratory allergic diseases. Int Forum Allergy Rhinol, 4(10)：796-801, 2014.

15) Nolte H, Bernstein DI, Kleine-Tebbe J, et al：Treatment with the SQ house dust mite sublingual immunotherapy tablet may be initiated year-round. J Allergy Clin Immunol Pract, 6(5)：1758-1760, 2018.

16) Okamoto Y, Fujieda S, Okano M, et al：House dust mite sublingual tablet is effective and safe in patients with allergic rhinitis. Allergy, 72(3)：435-443, 2017.

17) Okubo K, Masuyama K, Imai T, et al：Efficacy and safety of the SQ house dust mite sublingual immunotherapy tablet in Japanese adults and adolescents with house dust mite-induced allergic rhinitis. J Allergy Clin Immunol, 139(6)：1840-1848, 2017.

18) 日本鼻科学会(編)：アレルギー性鼻炎に対する舌下免疫療法の実際と対応. 日鼻誌, 52(4)：435-488, 2013.

19) Radulovic S, Calderon MA, Wilson D, et al：Sublingual immunotherapy for allergic rhinitis. Cochrane Database Syst Rev, 8(12)：CD002893, 2010.

20) Maloney J, Prenner BM, Bernstein DI, et al：Safety of house dust mite sublingual immuno-therapy standardized quality tablet in children allergic to house dust mites. Ann Allergy Asthma Immunol, 116(1)：59-65, 2016.

21) Masuyama K, Okamoto Y, Okamiya K, et al：Efficacy and safety of SQ house dust mite sublingual immunotherapy-tablet in Japanese children. Allergy, 73(12)：2352-2363, 2018.

22) Okamoto Y, Fujieda S, Okano M, et al：Efficacy of house dust mite sublingual tablet in the treatment of allergic rhinoconjunctivitis：A randomized trial in a pediatric population. Pediatr Allergy Immunol, 30(1)：66-73, 2019.

23) Rajakulasingam RK, Farah N, Huber PAJ, et al：Practice and safety of allergen-specific immunotherapy for allergic rhinitis in the UK national health service：A report of "real world" clinical practice. Clin Exp Allergy, 48(1)：89-92, 2018.
Summary 成人アレルギー性鼻炎患者におけるアレルゲン免疫療法の実地臨床についての英国での初めての報告.

24) 湯田厚司, 小川由起子, 神前英明ほか：ダニアレルゲン舌下免疫療法64例の治療1年目の臨床検討. 日耳鼻会報, 122(12)：1516-1521, 2019.

25) Passalacqua G, Baiardini I, Senna G, et al：Adherence to pharmacological treatment and specific immunotherapy in allergic rhinitis. Clin Exp Allergy, 43(1)：22-28, 2013.
Summary アレルギー性鼻炎の薬物治療および免疫療法のアドヒアランスに関する検討.

26) Senna G, Lombardi C, Canonica GW, et al：How adherent to sublingual immunotherapy prescriptions are patients? The manufactur-ers' viewpoint. J Allergy Clin Immunol, 126(3)：668-669, 2010.

27) Passalacqua G, Frati F, Puccinelli P, et al：Adherence to sublingual immunotherapy：the allergists' viewpoint. Allergy, 64(12)：1796-1797, 2009.

28) Incorvaia C, Rapetti A, Scurati S, et al：Importance of patient's education in favouring com-pliance with sublingual immunotherapy. Allergy, 65(10)：1341-1342, 2010.

29) Li H, Chen S, Cheng L, et al：Chinese guideline on sublingual immunotherapy for allergic rhinitis and asthma. J Thorac Dis, 11(12)：4936-4950, 2019.

30) Deakin T, McShane CE, Cade JE, et al：Group based training for self-management strategies in people with type 2 diabetes mellitus. Cochrane Database Syst Rev, 18(2)：CD003417, 2005.

31) 平岩ひろみ, 浦田優子, 濱田正美：心臓リハビリテーションにおける集団栄養指導の効果. 心臓リハ, 14(1)：214-216, 2009.

32) Canonica GW, Baena-Cagnani CE, Bousquet J, et al：Recommendations for standardization of clinical trials with Allergen Specific Immuno-therapy for respiratory allergy. A statement of a World Allergy Organization(WAO) task-force. Allergy, 62(3)：317-324, 2007.

MB ENT, 250 : 47-52, 2020

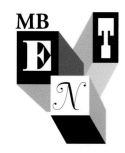

◆特集・詳しく知りたい！舌下免疫療法
ダニの舌下免疫療法の効果

阪本浩一*

Abstract 2015 年にダニ舌下免疫療法が本邦で保険適用になって 5 年が経過した．ダニ舌下免疫療法の臨床例も 3 年の経過症例が徐々に増加しつつあり，その臨床効果が明らかになりつつある．2014 年に舌下液であるシダトレン®の発売によって始まったスギ舌下免疫療法と比較し，ダニの舌下免疫療法その普及の速度は遅かった．その後，2018 年 2 月の小児適応の拡大を経て，特に小児領域で実施例が増加している．本稿では，2016 年 7 月から積極的にダニ舌下免疫を実施してきた当科の舌下免疫療法 201 例の導入の現状を報告し，最初期にダニ舌下免疫を施行した 20 例の 3 年以上の観察結果について報告することで，ダニ舌下免疫療法の長期経過，効果を報告した．3 年の継続率は 60％であり，3 年治療を継続した 13 例の総括的状態の 3 年目の改善率は改善 54％，改善・軽度改善で 70％を示した．ダニ舌下免疫療法は長期継続が可能で有効性が期待できる治療法である．

Key words ダニアレルギー性鼻炎(allergic rhinitis by house dust mite)，舌下免疫療法(sub-lingual immunotherapy；SLIT)，長期効果(long-term effects)

はじめに

アレルギー性鼻炎の治療として，抗ヒスタミン薬を中心とする薬物療法，手術療法と並んで，免疫療法が知られている．免疫療法は，減感作療法とも呼ばれていた治療法で，アレルギーを治癒させる可能性があるとして 20 世紀初頭より行われていた治療法である．非常に有望な治療法にもかかわらず，広く普及しなかったのは，主な投与方法であった皮下投与による免疫療法では，致死性の反応が 250 万回に 1 回の割合で存在し，その 60％近くが維持量で発生するとの報告があるように，重大な副作用の懸念のためであった．そこでヨーロッパを中心に 1980 年代より舌下免疫療法の知見が蓄積され，現在では効果と安全性が評価されている．

本邦でも，スギ花粉症に対する舌下免疫治療薬であるシダトレン®舌下液が 2014 年に発売され舌下免疫療法が保険診療として開始された．そして，ダニアレルギー性鼻炎に対する治療薬として 2015 年にミティキュア®とアシテア®の舌下錠が使用可能となり，さらに 2018 年にスギの舌下錠剤であるシダキュア®が登場し現在スギ花粉症とダニアレルギーによる鼻炎に対して，舌下錠を用いた舌下免疫療法が日常臨床で可能となっている．投与対象は，当初，治療可能年齢が 12 歳以上 65 歳未満とされていたため，中学生以上に限られていた．しかし，免疫療法には喘息発生予防効果，新規感作の予防効果などが報告されており，小児期からの導入が望ましい治療法と考えられており，2018 年 2 月から小児への適応拡大が行われ，小児への年齢制限が廃止された．一般に 5 歳以上で可能とされており当科でも 5 歳以上に対して実施している．本邦では，スギ花粉症に対する舌下免疫療法が先行されて使用可能となったこと，患者数，QOL 低下の高さより患者ニーズが高かっ

* Sakamoto Hirokazu，〒 545-8585 大阪市阿倍野区旭町 1-4-3　大阪市立大学大学院医学研究科耳鼻咽喉頭頸部外科，病院教授

表 1. 当科における舌下免疫療法導入例の現状
（2016 年 7 月～2019 年 3 月）

	ダニ舌下	スギ舌下	2 剤併用
例数	184 178：6 （ミティキュア®：アシテア®）	34 30：4 （シダトレン®：シダキュア®）	17
性別 （男性：女性）	120：64	18：16	16：1
年齢 （分布：平均年齢）	5～69 歳 25.7 歳	10～68 歳 36.3 歳	ダニ→スギ 14 例（82%） スギ→ダニ 3 例（18%）
小児例数と割合 （5～10 歳：11～15 歳）	28 例：44 例 15%：24%	1 例：4 例 3%：12%	

たことよりスギに対する舌下免疫療法は比較的広く普及した反面，ダニに対する舌下免疫療法は，やや遅れて普及した．我々の施設では，2016 年 7 月から舌下免疫療法を開始し，主にダニに対する舌下免疫療法を実施してきた．当科の経験を中心にダニ舌下免疫療法の効果について報告する．

ダニ舌下免疫療法の位置づけと適応

アレルギー性鼻炎は，有病率の高い疾患であり治療に関する国民の関心も高い疾患である．特に，スギ花粉症は，2 月末から花粉の飛散量に応じて症状が出現し，同時に QOL の低下をきたすことで，患者の症状のコントロールに関する関心も高い．これに対して，ダニを主体とする通年性アレルギー性鼻炎は若年層を中心に多くの患者が存在するにもかかわらず，症状が通年性で大きな起伏に乏しく，治療に対する意欲も花粉症に比べて低いことが知られている[1]．

また，鼻症状があるにもかかわらず，鼻症状以外の慢性咳嗽，咽喉頭異常感，後鼻漏などを主訴とすることもあり，患者本人がその原因を通年性鼻炎と気がつかないこともある．このため，ダニに対する舌下免疫療法は，スギの舌下免疫療法に比べてその普及が遅かった．本邦においては，アレルギー性鼻炎の主たる抗原は，スギとダニであり，両者の合併も多い．我々の施設の検討でも，ダニ抗原陽性者の約 80％にスギの合併を認めた．ダニとスギの両者に感作された症例に対して，我々は基本的に，ダニの舌下免疫療法を先行し，スギの舌下免疫療法を追加する方針で行ってい

た．これは，舌下免疫開始当初，1 剤目の舌下投与開始後，数ヶ月～半年後まで，第 2 剤の導入を遅らせていたため，まず 1 年中症状があり，抗原の曝露が持続的なダニに対する治療を先行し，曝露期間が限定的なスギを後から追加するほうが，治療に有効と考えていたからである．現在は，重複感作例の場合は，スギ先行でもダニ先行でも，第 1 剤の 1 ヶ月の先行の後，2 抗原目を追加することの安全性が明らかになっており，どちらを先行させても特に問題はなくなっている[2]．現在当科では，ダニアレルギーが陽性で鼻所見，咽喉頭症状を持つ場合は，積極的にダニ舌下免疫療法を勧めており，スギアレルギーが合併している場合は，ダニ舌下免役療法を先行させても，次シーズンのスギ花粉飛散に対してスギ舌下免疫療法が開始可能なおよそ 11 月までは，ダニ舌下免疫療法を先行し，それ以後，12 月末まではスギ舌下免疫を先行，1～5 月はスギ舌下免疫の導入ができないため，再びダニ舌下免疫を先行に戻す形で実施している．

当科の舌下免疫療法導入症例の現状

当科における舌下免疫療法導入状況を示す．表 1 に 2016 年 7 月～2019 年 3 月までの当科における舌下免疫療法新規導入例の状況を示す．2 年 8 ヶ月間の新規導入は 201 例であった．このうちダニ舌下免疫を導入したものが，184 例（男性 120 例，女性 64 例），スギに対する舌下免疫療法を導入したものが 34 例（男性 18 例，女性 16 例）であった．2 剤導入例は 17 例（男性 16 例，女性 1 例）であっ

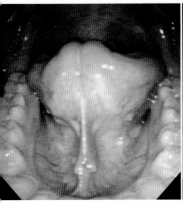
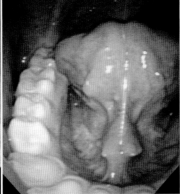
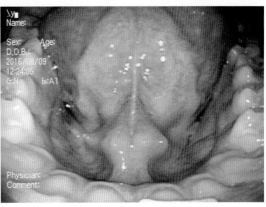

| a．前 | b．1 分後 | c．5 分後 |

図 1． ダニ舌下免疫初回投与時に舌下部の腫脹をきたした症例

舌下錠開始量(ミティキュア® 3,300 JAU)投与直後より舌下部に腫脹をきたした．5 分後まで腫脹が
増大した．その後腫脹は 30 分継続して徐々に軽快した．特に，他の症状を認めず投与も継続した

た．ダニ舌下免疫療法の使用薬剤は，ミティキュア® 178 例，アシテア® 6 例であった．

ダニとスギの 2 剤併用は 17 例に行われていた．スギの舌下免疫はシダトレン® を使用している例が 34 例中 30 例を占めた．これは，シダキュア® への切り替えを，長期投与の可能となる 2019 年春以降に予定している例が多くあったためである．現在，大半の症例がシダキュア® に切り替えられている．

ダニ症例の平均年齢は 25.7 歳であった．2018 年 2 月までは，舌下免疫の適応年齢は 12 歳以上であった．これ以後は，基本 5 歳からの投与が可能になった．2019 年 3 月までの 15 歳以下の小児例は，72 例(ダニ舌下例の 39%)であった．その内訳は 5〜10 歳の年少児が 28 例(15%)，10〜15 歳の年長児は 44 例(24%)であった．

2018 年 2 月の小児適応の拡大以降，ダニ舌下免疫療法の実施例のうち小児症例は急速に増加している．これは，耳鼻咽喉科のみならず，小児科でのダニ舌下免疫への期待が非常に高いことが理由の 1 つと考えられる．当科でも小児適応の拡大に先立って，当院小児科のアレルギーグループと調整を行い，小児科初診例も耳鼻咽喉科にて鼻内所見をとり，耳鼻咽喉科初診小児例も小児科にて，NO 測定と呼吸機能検査を実施している．

2019 年 3 月までの導入例において，副反応は 41%にみられた．その内容は，口腔咽頭の違和感，瘙痒感，舌下部痛，舌下部・口唇・口腔の腫脹，全身瘙痒感，呼吸困難感，頭痛，咳嗽などであった．発現時期は，導入時期が 53%，増量時が 35%，開始 1 ヶ月以上経過後が 12%であった．アナフィラキシーなどの重篤な副作用は認めなかった．大半が局所の反応であり，特に処置を要せず軽快した．図 1 に当科で経験した，ダニ舌下免疫開始日に口腔粘膜腫脹をきたした症例を示す．本例では，ミティキュア® 3,300 JAU 舌下直後より腫脹をきたした．5 分まで腫脹は増大したが以後変化なく，他に異常所見，自覚症状なく，投与続行したところ 1 週間の内服期間中に舌下の腫脹は軽快し，そのまま増量可能であった．このように，局所の反応はそのまま投与可能な場合も多いが，特に小児の導入，増量期の反応に対しては，開始量の延長，中間量を挟んでの増量，減量後の再増量などの工夫を行うことで，投与可能になる例が大半であった．当科では，導入時の副反応予防と症状コントロールのため，ダニ舌下免疫の導入時には原則として，抗ヒスタミン薬の内服を行っている．

ダニ舌下免疫の継続と効果

ダニ舌下免疫の長期の継続と効果についてはまだ報告が少ない．我々が，最初期にダニ舌下免疫を導入した症例について治療継続の状況を示す．我々の施設でダニ舌下免疫を開始した 2016 年 7〜

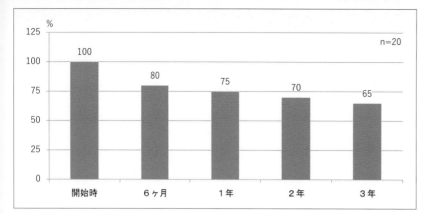

図 2.
舌下免疫継続率の経過
当科でダニ舌下免疫を開始した2016年に導入した20例の3年までの継続率

12月までの，ダニ舌下免疫導入例は20例であった．内訳は，男性15例，女性5例．年齢は12～69歳で平均31.8歳であった．ダニの他にスギアレルギーを合併しているものが17例，スギ合併を持たないものが3例であった．スギ花粉症合併17例中4例にスギ舌下免疫療法の併用が行われていた．

2020年3月時点のまでの治療継続は，継続例が13例（当科で継続しているものが11例，地方転居で他院に紹介継続しているもの2例），中止が3例，中断が4例であった．20例中スギ花粉症合併17例中4例にスギ舌下免疫療法の併用が行われていた．

3年間の継続率の推移を図2に示す．6ヶ月経過で80%（16例/20例），1年経過で75%（15例/20例），2年経過で70%（14例/20例），3年経過での継続率は65%であった（13例/20例）．舌下免疫の治療継続に関しては，国外では，治療継続率を維持することが問題であり3年継続率が10%に満たないとの報告がある．国内からは，スギに対する舌下免疫療法について，高い継続率が報告されている[3]．スギに比べダニ舌下免疫の継続は，その他覚的症状に対する自覚症状の少なさより，より長期継続が困難なことが予想される．本邦からのダニ舌下免疫の3年継続率の報告は少ないが，今回の我々のデータも，3年で60%と，スギ舌下に対する報告より低いが，欧州の報告より高い継続率を示しており，日本人が舌下免疫療法に向いた国民性を持っている可能性が示唆された．次に，3年の評価が可能であった13例について，治療効

果を，鼻アレルギーガイドラインの重症度を症状なし（0点）～最重症（4点）までにスコア化したものと，日本アレルギー性鼻炎標準QOL調査票の総括的状態のフェーススケールによる評価を，晴れ晴れ（0点）～泣きたい（4点）をスコア化したもので比較した．結果を図3に示す．

鼻症状の3症状については，鼻汁の3年目を除いて，継時的にスコアの低下傾向を示した．3症状とも6ヶ月目の低下がもっとも大きかった．鼻閉は，開始時と6ヶ月の間に，くしゃみは，開始時と3年目に有意差な低下を認めた（$P<0.05$）．日常生活の支障度は1年目が最も低下が大きく，2年目に開始時と有意な改善を示した（$P<0.05$）．総括的状態は，6ヶ月目に大きく有意差を持って改善し（$P<0.05$），その後も3年目まで緩やかに改善を示した．総括的状態の重症度の改善を，3年後に重症度が2段階改善または無症状となった例を 改善，1段階改善を軽度改善とし，変化のないものを不変，悪化例は悪化としたところ，改善7例，軽度改善2例，不変3例，悪化1例であった．

また，開始時の薬物スコア（舌下免疫を0点，抗ヒスタミン薬1点，点鼻ステロイド薬2点として評価したところ，開始時の薬物スコア2.36が3年時点で1.15と有意な低下を示した（$P<0.01$）．以上より，3年経過例13例の成人例の検討では，鼻汁に関しては，有意な改善は得られなかったものの，鼻閉，くしゃみは，3年の経過で有意に改善し，生活の支障も1年目に大きく改善し2年で有意差を持って改善した．総括的状態も6ヶ月で有

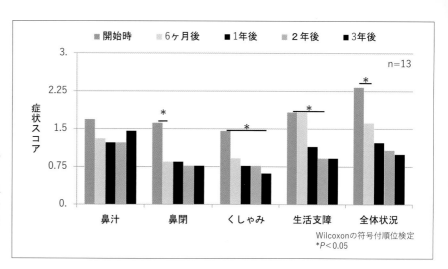

図 3.
ダニ舌下免疫療法 3 年継続例の治療効果
当科でダニ舌下免疫を 3 年以上継続した13例のガイドラインの重症後スコアと総括的状態の継時的変化

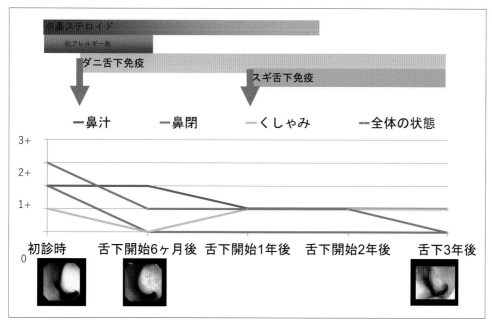

図 4. ダニ舌下免疫開始 3 年 8 ヶ月継続した開始時年齢16歳の男子症例の臨床経過
症例のガイドラインの重症後スコアの変化と併用薬剤，鼻内内視鏡所見を示す

意な改善を示し，3 年目との改善率の評価で改善54％，改善・軽度改善で70％を示した．このことより，ダニの舌下免疫療法は，6 ヶ月で鼻症状の改善を示し，その後も継続的に症状を改善させることで，患者満足度を上げることができる治療法であると考えられた．ダニの舌下免疫療法の長期データは少ないが，湯田らのダニ舌下免疫療法 1 年目64例の報告[4]によると，6 ヶ月で鼻症状の有意な改善を示すとしている．我々の結果もほぼ同様であった．今回の我々の症例は少数の成人例であるが，今後小児例を含めて多数例でダニ舌下免

疫療法の効果を検討する必要がある．最後に，ダニ舌下免疫療法を，44 ヶ月（3 年 8 ヶ月）継続している 1 症例を提示する．図 4 に，症例の経過を示す．症例はダニ舌下免疫開始時16歳の男性．開始時，総 IgE 1200，RAST スコアはダニ 6，ハウスダスト 4，スギ 5，ヒノキ 2 と通年性鼻炎，季節性鼻炎を認めた．2016 年 7 月よりダニ舌下免疫療法を開始した．2017 年 7 月よりスギ舌下液を追加し，2019 年 8 月スギ舌下錠に変更して継続中である．症状は免疫療法開始後6 ヶ月程度で軽快した．総括的状態は開始時の 3〜6 ヶ月で 2，1 年後に 1，

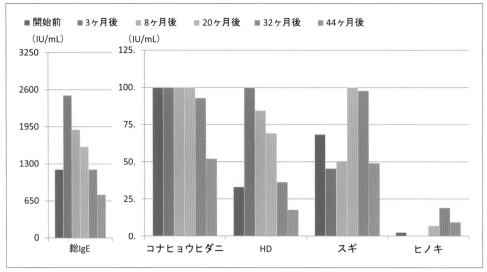

凡例: ■ 開始前　■ 3ヶ月後　■ 8ヶ月後　□ 20ヶ月後　■ 32ヶ月後　■ 44ヶ月後

図 5. ダニ舌下免疫開始 3 年 8 ヶ月継続した開始時年齢 16 歳の男子症例の総 IgE,
特異的 IgE の継時的変化

2 年後に 0 となり，軽快している．図 5 に本例の総 IgE と，特異的 IgE の変化を示す．いずれも 3 ヶ月をピークに増大し，その後徐々に低下した．ダニに関しても経過 3 年 8 ヶ月目の検査にて，治療開始前の値より低下した．IgE の変化については，症例により一定の変化を取るとは限らないと報告があるが，本例のように，総 IgE が比較的高く，ダニ特異的 IgE も 100 を超える症例であっても 3 年以上の継続により，治療前の状態より低下し，臨床症状も改善している症例も存在する．一方，効果が十分でない症例も存在し，今後，治療効果の予測が可能になれば，より効率的な治療が可能であろう．

まとめ

ダニ舌下免疫は，継続率も 3 年間の実施で 60%と十分高く，6 ヶ月以上の継続で，鼻症状，患者の満足度を改善する治療法であると考えられた．ダニが原因と考えられる症例に積極的に勧める必要のある治療法と考えられた．

参考文献

1) 岡本美孝，太田知裕，谷内邦治ほか：アレルギー性鼻炎をもつ患者の意識と行動に関するアンケート調査　通年性アレルギー性鼻炎患者の QOL 向上のために．Therapeutic Res，**38**(10)：1001-1037，2017.
2) Gotoh M, Okubo K, Yuta A, et al：Safety profile and Immunological response of dual sublingual immunotherapy with house dust mite tablet and Japanese cedar pollen tablet. Allergol Int Jan, **69**(1)：104-110. 2020.
   Summary　ダニとスギの舌下免疫療法の併用について，本邦で行われた臨床試験についての報告．スギとダニの舌下免疫療法の併用が安全に行えることを示した．
3) 大西恵子，川島佳代子，山戸章行ほか：当科におけるスギ花粉症に対する舌下免疫療法患者の検討．日鼻誌，**57**(4)：572-580，2018.
4) 湯田厚司，小川由起子，神前英明ほか：ダニアレルゲン舌下免疫療法 64 例の治療 1 年目の臨床検討．日耳鼻会報，**122**(12)：1516-1521，2019.
   Summary　ダニ舌下免疫療法の 1 年目の臨床効果についての報告．ダニ舌下免疫療法が，6 ヶ月，1 年の継続で鼻症状を有意に改善することを示した．

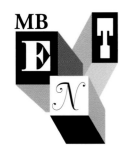

◆特集・詳しく知りたい！舌下免疫療法

口腔アレルギー症候群に対する舌下免疫療法

大澤陽子*

Abstract 免疫療法は，アレルギー疾患の根治的治療方法である．口腔アレルギー症候群（OAS）の原因は，相同性が高く多くの食物や花粉に共通して存在する抗原（pan-allergen）であり，幅広い交差反応にかかわるために様々な食物や花粉にアレルギー反応を起こすようになる．花粉抗原の交差反応によるものを花粉-食物アレルギー症候群（PFAS）と呼ぶ．PFAS を含む OAS は一般的な食物アレルギーとは異なり寛解はほとんど認められず，基本的な治療法は原因食物抗原の除去である．しかし，OAS の病態は pan-allergen によるものであるため，いったん OAS が発症すると次々にアレルギー症状を誘発する食物が増え，抗原除去も容易ではない．花粉特異的免疫療法の PFAS に対する治療効果が多数報告されているが，エビデンスが確立されていない．今後，分子単位での免疫療法が発展し，OAS 治療に応用されることが期待されている．

Key words 免疫療法（immunotherapy），口腔アレルギー症候群（oral allergy syndrome），花粉-食物アレルギー症候群（pollen-food allergy syndrome），交差反応（cross-reaction），pan-allergen

はじめに

免疫療法は，アレルギー疾患の根本的治療方法として確立されている[1]．免疫療法には抗原の投与経路の違いから，経口投与法（oral immunotherapy；OIT），皮下投与法（subcutaneous immunotherapy；SCIT），舌下投与法（sublingual immunotherapy；SLIT）があり，最近では経皮投与法（epicutaneous immunotherapy；EPIT）も報告されている[2]．アレルギー性鼻炎に対する免疫療法は主に，皮下投与法と舌下投与法が用いられており[1]，皮下免疫療法は古くから実施されてきた．本邦では，2014 年にスギに対する舌下免疫療法が初めて保険収載され，翌年2015年にはダニに対する舌下免疫療法が収載され，現在に至る．

口腔アレルギー症候群（oral allergy syndrome；OAS）は，「即時型アレルギーの特殊型で，食物摂取時に口腔・咽頭粘膜の過敏症状をきたすものをいい，重篤な場合はショックをきたす．」と定義されている[3]．OAS の病態は，相同性が高く多くの食物や花粉に共通して存在する抗原（pan-allergen）があり，幅広い交差反応にかかわるために，pan-allergen に感作されると様々な食物や花粉にアレルギー反応を起こすようになるためである[4]．原因食品のほとんどは野菜や果物などの植物性食品であるが，甲殻類や魚介類などの動物性食品が抗原となる OAS もある．

口腔アレルギー症候群
（oral allergy syndrome；OAS）

食物アレルギーガイドライン[3]では，食物アレルギーの特殊型として OAS が分類記載されており，幼児～成人まで幅広く認められ，一般的な食物アレルギーとは異なり寛解はほとんど認められない（表1）．OAS のサブタイプとして，花粉-食物アレルギー症候群（pollen-food allergy syn-

* Osawa Yoko, 〒918-8501 福井市月見 2-4-1 福井赤十字病院耳鼻咽喉科，部長

表 1. 食物アレルギーの分類

臨床型		発症年齢	頻度の高い食べ物	耐性獲得（寛解）	アナフィラキシーショックの可能性	食物アレルギーの機序
新生児・乳児消化管アレルギー		新生児期乳児期	牛乳（乳児用調整粉乳）	多くは寛解	（±）	主に非 IgE 依存性
食物アレルギーの関与する乳児アトピー性皮膚炎		乳児期	鶏卵，牛乳，小麦，大豆など	多くは寛解	（+）	主に非 IgE 依存性
即時型症状（蕁麻疹，アナフィラキシーなど）		乳児期〜成人期	乳児〜幼児：鶏卵，牛乳，小麦，そば，魚類，ピーナッツなど 学童〜成人：甲殻類，魚類，小麦，果物類，そば，ピーナッツなど	鶏卵，牛乳，小麦，大豆などは寛解しやすい その他は寛解しにくい	（++）	IgE 依存性
特殊型	食物依存性運動誘発アナフィラキシー（FDEIA）	学童期〜成人期	小麦，エビ，カニなど	寛解しにくい	（+++）	IgE 依存性
	口腔アレルギー症候群（OAS）	幼児期〜成人期	果物，野菜など	寛解しにくい	（±）	IgE 依存性

（文献 3 より）

表 2. 花粉感作と OAS の関係

各花粉特異的IgE陽性者および各花粉主要アレルゲンコンポーネント特異的IgE陽性者をコントロール群（n＝151）とOAS群（n＝249）において検討した．OAS群では，シラカンバ花粉特異的IgE（Birch；Bet v1），ハンノキ花粉特異的IgE（Alder；Aln g1）およびオオアワガエリ花粉特異的IgE（Timothy；Phl p1）の陽性者がコントロール群と比較して有意に多かった

	Control (n=151) +	(%)	OAS (n=249) +	(%)	P vale	Odds ratio		Control (n=151) +	(%)	OAS (n=249) +	(%)	P vale	Odds ratio
Bet v1	14	9.3	73	29	<.0001	4.06	Birch	13	8.6	79	32	<.0001	4.93
Aln g1	11	7.3	66	27	<.0001	4.59	Alder	3	2	44	18	<.0001	10.6
Phl p1	21	14	60	24	0.0121	1.97	Timothy	30	20	79	32	0.0088	1.87
Amb a1	14	9.3	27	11	0.613	1.19	Ragweed	5	3.3	12	4.8	0.4611	1.48
Art v1	13	8.6	34	14	0.121	1.68	mugwort	27	18	48	19	0.7281	1.1
Cry j1	87	58	159	64	0.215	1.3	Japanese cedar	90	60	170	68	0.0791	1.46
Der f1	45	30	85	34	0.368	1.22	Der. farinae.	49	33	99	40	0.1406	1.37

（文献 7 より）

drome；PFAS）とラテックス-フルーツ症候群（latex-fruit syndrome；LFS）が明記されており，近年注目されている．PFAS は，その名の通り花粉抗原の交差反応による食物アレルギーであり，原因になりやすい花粉としてカバノキ科花粉（シラカンバ・ハンノキ）・イネ科花粉（カモガヤ・オオアワガエリ）・キク科花粉（ブタクサ・ヨモギ）などが海外では報告されている[5]．

本邦では主に北海道でのPFASが報告されてきたが[6]，本州の中間に位置する福井県での疫学調査では，耳鼻咽喉科を受診する患者の約1割にOAS症状が認められ，原因花粉抗原として，北海道で報告されてきたようなシラカンバ花粉だけで

なく，ハンノキ花粉やオオアワガエリ花粉の関連があることが判明した[7]（表 2）．

花粉免疫療法の PFAS に対する治療効果

シラカンバ花粉免疫療法のPFASに対する治療効果を報告した文献の一覧を表 3 に示す．

1. 皮下投与法（subcutaneous immunotherapy；SCIT）

Bolhaar らは，薬物療法での対照群 26 人と比較して，シラカンバ花粉で SCIT を実施した 13 人において，rBet v1 と rMal d1 に対するスキンプリックテストの反応が減少し，rBet v1 に対するIgG4 が上昇していたと報告している[13]．さらに，

表 3. シラカンバ花粉免疫療法の PFAS に対する治療効果を
報告した文献の一覧

著者 (発表年)	免疫療法 (経路)	症例数	実施期間 (月)	評価方法	有効性 (%)
Möller C[8] (1989)	SCIT OIT	19 14	36	オープン	37 21
Herrmann D[9] (1995)	SCIT	20	36	オープン	45
Asero R[10] (1998)	SCIT	49	12〜36	オープン	84
Modrzyński M[11] (2002)	SCIT	27	24〜36	オープン	59
Bucher X[12] (2004)	SCIT	15	12	オープン	87
Bolhaar ST[13] (2004)	SCIT	25	12	二重盲検	69
Hansen KS[14] (2004)	SCIT SLIT	16 12	24	オープン	36 12.5
Kinaciyan T[15] (2007)	SLIT	9	12	二重盲検	0
Bergmann KC[16] (2008)	SLIT	102	12	オープン	73
Mauro M[17] (2011)	SCIT SLIT	8 7	12	オープン	63 43
Tsumagari S[18] (2018)	SCIT	19	60	オープン	79

SCIT 群 13 人中 9 人(69%)にリンゴ負荷試験での visual analogue scale(VAS)が低下していた.

Asero は,シラカンバ花粉で SCIT を実施し,対照とした無治療群の患者 26 人ではリンゴでの OAS 改善は 0% であったのに対して,SCIT 群 49 人中 41 人(84%)でリンゴでの OAS 症状が改善したと報告している[10].しかし,免疫療法終了 30 ヶ月後にもう一度リンゴでの負荷試験を実施したところ,OAS の症状改善は 52% に減少し,プリックテストの陰性率も 29% に減少していたとも報告している[19].

本邦では,Tsumagari らが,シラカンバ花粉症の小児 19 人に対して,急速法で SCIT を実施し,急速法終了直後において 5 人(26.3%)に OAS 症状の著明改善,9 人(47.4%)に改善を認め,維持期で 3 人に OAS の再燃を認めたが,最終的に 15 人(79%)で OAS 症状の著明改善または改善を認めたと報告している[18].

2. 舌下投与法(sublingual immunotherapy;SLIT)

Kinaciyan らは,リンゴ OAS 症状があるシラカンバ花粉症の患者でシラカンバ花粉 SLIT を実施した患者のうち,SLIT 有効群(花粉鼻腔負荷テストで症状改善かつ花粉スキンプリックテストで症状改善)9 人と SLIT 無効群(花粉鼻腔負荷テストで症状改善なし)6 人を比較して,リンゴに対する二重盲検負荷テストを実施したところ,SLIT 有効群および SLIT 無効群ともにリンゴに対する経口負荷試験は改善しなかったと報告している[15].

Bergmann らは,102 人の OAS 患者に対して花粉に対する SLIT を実施し,73% の患者において OAS 症状が減少したと報告しているが[16],この研究ではプラセボ対照群がなく,負荷試験もオープン試験のみであるため,SLIT の PFAS に対する有効性の実証として参考程度であると考える.

3. SCIT と SLIT の比較試験

Hansen らは,74 人のシラカンバ花粉症患者を SCIT 群・SLIT 群・プラセボ群の 3 群に分けて免疫療法を実施している[14].69% の患者にリンゴアレルギー症状が認められ,SCIT 群・SLIT 群・プラセボ群の 3 群ともに免疫療法の前後でリンゴ負荷試験の症状スコアは改善していたが,プラセボ群でのみ有意差があったと報告している.質問票による評価では OAS の重症度は,3 群間で差はな

かったとも報告している.

　Mauro らは，20 人の SCIT 群と 20 人の SLIT 群に分けて免疫療法を実施し，1 年後に 15 人（SCIT 群 8 人，SLIT 群 7 人）に対してリンゴの経口負荷試験を実施している[17]．SCIT 群 8 人のうち 2 人（25%）と SLIT 群 7 人のうち 1 名（14%）で完全に OAS 症状が消失しており，SCIT 群 8 人のうち 3 人（37.5%）と SLIT 群 7 人のうち 2 人（28.6%）で負荷試験の症状誘発閾値が上昇したが，Mal d1 に対する特異的 IgE 値の変化と臨床症状とは関連がなかったと報告している．この研究の負荷試験はオープン試験のみである．

4．スギ花粉免疫療法の PFAS に対する治療効果

　スギ花粉とトマトの交差反応が報告されている[20]．Inuo らは，トマト感作のある（トマト特異的 IgE 陽性）23 人のスギ花粉症の小児を対象にスギ花粉に対する SCIT を実施し，トマト果汁やスギ花粉による末梢血好塩基球活性化試験を実施し，免疫療法前と比較して有意に低下したと報告している[21]．スギ特異的 IgG4 は治療前と比較して有意に上昇したが，トマト特異的 IgG4 は上昇しなかった．この研究では，トマト負荷試験の結果報告はされていないが，スギ花粉 SCIT による PFAS 改善の可能性を示唆する．

おわりに

　花粉特異的免疫療法の PFAS に対する治療効果は，エビデンスが確立されていないままである．PFAS を含む OAS は幼児から成人まで幅広く認められ，一般的な食物アレルギーとは異なり寛解はほとんど認められず，基本的な治療法は原因食物抗原の除去である．しかし，OAS の病態は pan-allergen によるものであるため，いったん OAS が発症すると次々にアレルギー症状を誘発する食物が増えていくことが予想され，抗原除去も容易ではない．近年では，免疫療法において分子単位での個別化の重症性が注目されており[22]，OAS 治療に活躍されることが期待されている．

参考文献

1) Okubo K, Kurono Y, Ichimura K, et al：Japanese guidelines for allergic rhinitis 2017. Allergol Int, **66**(2)：205-219, 2017.

2) Burks AW, Sampson HA, Plaut M, et al：Treatment for food allergy. J Allergy Clin Immunol, **141**(1)：1-9, 2018.

3) Ebisawa M, Ito K, Fujisawa T, et al：Japanese guidelines for food allergy 2017. Allergol Int, **66**(2)：248-264, 2017.

4) Wensing M, Akkerdaas JH, van Leeuwen WA, et al：IgE to Bet v1 and proffilin：Cross-reactivity patterns and clinical relevance. J Allergy Clin Immunol, **110**：435-442, 2002.

5) Kashyap RR, Kashyap RS：Oral Allergy Syndrome：An Update for Stomatologists. J Allergy. 543928. doi：10.1155/2015/543928. 2015.

6) Yamamoto T, Asakura K, Shirasaki H, et al：Questionnaire about the intake of and hypersensitivity to fruits, vegetables and nuts including birch pollen related foods. Nihon Jibiinkoka Gakkai Kaiho, **116**(7)：779-788, 2013.

7) Osawa Y, Ito Y, Takahashi N, et al：Epidemiological study of oral allergy syndrome in birch pollen dispersal-free regions. Allergol Int, **69**(2)：246-252, 2020.

8) Möller C：Effect of pollen immunotherapy on food hypersensitivity in children with birch pollinosis. Ann Allergy, **62**(4)：343-345, 1989.

9) Herrmann D, Henzgen M, Frank E, et al：Effect of hyposensitization for tree pollinosis on associated apple allergy. J Investig Allergol Clin Immunol, **5**(5)：259-267, 1995.

10) Asero R：Effects of birch pollen-specific immunotherapy on apple allergy in birch pollen-hypersensitive patients. Clin Exp Allergy, **28**(11)：1368-1373, 1998.
Summary　SCIT 未実施群では 0% であったのに対して，シラカンバ花粉 SCIT 群の 84% でリンゴでの OAS 症状が改善したと報告している.

11) Modrzyński M, Zawisza E, Rapiejko P, et al：Specific-pollen immunotherapy in the treatment of oral allergy syndrome in patients with tree pollen hypersensitivity. Przegl Lek, **59**(12)：1007-1010, 2002.

12) Bucher X, Pichler WJ, Dahinden CA, et al：Effect of tree pollen specific, subcutaneous

immunotherapy on the oral allergy syndrome to apple and hazelnut. Allergy, **59**(12)：1272-1276, 2004.

13) Bolhaar ST, Tiemessen MM, Zuidmeer L, et al：Efficacy of birch-pollen immunotherapy on cross-reactive food allergy confirmed by skin tests and double-blind food challenges. Clin Exp Allergy, **34**(5)：761-769, 2004.
Summary シラカンバ花粉SCIT群において，rBet v1 と rMal d1 に対するスキンプリックテストの反応が減少し，SCIT 群の 69% にリンゴ負荷試験での visual analogue scale（VAS）が低下していたと報告している．

14) Hansen KS, Khinchi MS, Skov PS, et al：Food allergy to apple and specific immunotherapy with birch pollen. Mol Nutr Food Res, **48**(6)：441-448, 2004.

15) Kinaciyan T, Jahn-Schmid B, Radakovics AS, et al：Successful sublingual immunotherapy with birch pollen has limited effects on concomitant food allergy to apple and the immune response to the Bet v 1 homolog Mal d 1. J Allergy Clin Immunol, **119**(4)：937-943, 2007.
Summary シラカンバ花粉 SLIT 有効群と SLIT 無効群を比較してリンゴに対する二重盲検負荷テストを実施したところ，両群ともにリンゴに対する経口負荷試験は改善しなかったと報告している．

16) Bergmann KC, Wolf H, Schnitker J：Effect of pollen-specific sublingual immunotherapy on oral allergy syndrome：an observational study. World Allergy Organ J, **1**(5)：79-84, 2008.

17) Mauro M, Russello M, Incorvaia C, et al：Birch-apple syndrome treated with birch pollen immunotherapy. Int Arch Allergy Immunol, **156**(4)：416-422, 2011.
Summary 花粉に対する SCIT 群 25% と SLIT 群 14% で完全に OAS 症状が消失し，SCIT 群 37.5% と SLIT 群 28.6% で負荷試験の症状誘発閾値が上昇したと報告している．

18) Tsumagari S, Mori S, Ishizu H, et al：Evalution of the effectiveness of subcutaneous immunotherapy using birch pollen extract for pollen-food allergy syndrome. Arerugi, **67**(3)：211-218, 2018.

19) Asero R：How long does the effect of birch pollen injection SIT on apple allergy last? Allergy, **58**(5)：435-438, 2003.

20) Kondo Y, Tokuda R, Urisu A, et al：Assessment of cross-reactivity between Japanese cedar（Cryptomeria japonica）pollen and tomato fruit extracts by RAST inhibition and immunoblot inhibition. Clin Exp Allergy, **32**(4)：590-594, 2002.

21) Inuo C, Kondo Y, Tanaka K, et al：Japanese cedar pollen-based subcutaneous immunotherapy decreases tomato fruit-specific basophil activation. Int Arch Allergy Immunol, **167**(2)：137-145, 2015.

22) Matricardi PM, Dramburg S, Potapova E, et al：Molecular diagnosis for allergen immunotherapy. J Allergy Clin Immunol, **143**(3)：831-843, 2019.

Monthly Book
ENTONI
エントーニ

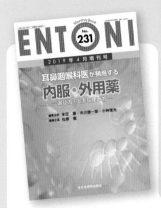

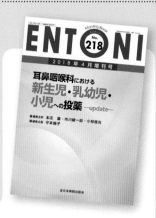

編集主幹
小林　俊光（仙塩利府病院耳科手術センター長）
曾根三千彦（名古屋大学教授）

特色
■実践的耳鼻咽喉科・頭頸部外科の月刊雑誌
■毎号１テーマにしぼった総特集 MOOK 形式
■豊富な写真・図・表を掲載した Visual 誌

耳鼻咽喉科医が頻用する 内服・外用薬 ―選び方・上手な使い方―

MB ENTONI No. 231 （2019 年 4 月増刊号）
編集企画／松原　篤（弘前大学教授）
定価（本体価格 5,400 円＋税）164 頁

日常の外来診療で遭遇する疾患を取り上げ、
内服・外用薬の選び方・使い方・
注意点などをわかりやすく解説！
是非知っておくと役立つ
他科専門医からのアドバイスも掲載！！

Ⅰ．耳疾患
　1．慢性中耳炎に対する内服・点耳液の使い方
　2．外耳炎・外耳道湿疹に対する内服・外耳液の使い方
　3．好酸球性中耳炎に対する内服・外用薬の使い方
　4．Hunt 症候群による疱疹と眼症状に対する内服・外用薬の使い方
　5．耳管開放症に対する内服・外用薬の使い方
Ⅱ．鼻疾患
　1．アレルギー性鼻炎における内服・点鼻薬の選び方
　2．妊婦のアレルギー性鼻炎患者に対する内服・点鼻薬の使い方
　3．小児アレルギー性鼻炎治療における内服・点鼻薬の使用時の留意点
　4．好酸球性副鼻腔炎に対する内服・外用薬の使い方
　5．慢性副鼻腔炎に対する内服・外用薬の使い方（ネブライザー療法も
　　含めて）
　6．嗅覚障害に対する内服・点鼻薬の使い方
　7．鼻前庭炎、ドライノーズに対する内服・外用薬の使い方
Ⅲ．口腔咽喉頭疾患
　1．口内炎に対する内服・外用薬の使い方
　2．口腔・咽頭真菌症に対する内服・外用薬の使い方
　3．口腔乾燥症に対する内服・外用薬の使い方
　4．扁桃炎に対する内服・外用薬の使い方
　5．喉頭アレルギーに対する内服・外用薬の使い方
　6．喉頭肉芽腫症に対する内服・吸入薬の使い方
Ⅳ．がん治療の支持療法
　1．化学放射線療法による口内炎への内服・外用薬の使い方
　2．セツキシマブによる皮膚障害に対する内服・外用薬の使い方
Ⅴ．他科専門医から耳鼻咽喉科へ
　1．耳鼻咽喉科医が知っておくべきがん疼痛に対する内服・貼付薬
　2．耳鼻咽喉科医が知っておくべき気管支喘息の吸入・内服・貼付薬
　3．耳鼻咽喉科医が知っておくべきアトピー皮膚炎の内服・外用薬
　4．耳鼻咽喉科医が知っておくべきアレルギー性結膜炎に対する内服・
　　点眼薬の使い方

耳鼻咽喉科における 新生児・乳幼児・小児への投薬 ―update―

MB ENTONI No. 218 （2018 年 4 月増刊号）
編集企画／守本　倫子（国立成育医療センター医長）
定価（本体価格 5,400 円＋税）198 頁

多くの小児患者を診るエキスパートの
執筆陣が、実際の臨床で遭遇する
小児患者への対応、小児特有の
耳鼻咽喉科疾患に対する薬物治療の
最新知識などわかりやすく解説！！

Ⅰ．小児用の薬物の取り扱い
　子どもへの薬の上手な飲ませ方
　薬剤剤形（シロップ、ドライシロップなど）の取り扱い
　小児の検査で使用する鎮静方法
Ⅱ．症状から処方する薬物
　透明な鼻水が止まらない
　鼻がつまっていつも口を開けている
　黄色い鼻水と咳がでる
　下痢や便秘
　湿疹、皮膚の発赤
　鼻出血
　嘔吐、摂食嚥下障害
Ⅲ．耳鼻咽喉科疾患に対する薬物療法
　急性中耳炎
　滲出性中耳炎
　慢性中耳炎
　外耳道炎
　めまい（小児）薬物治療
　顔面神経麻痺
　急性難聴
　化膿性耳下腺炎・流行性耳下腺炎
　ガマ腫・唾石症
　口内炎
　急性咽頭炎・周期性発熱症候群（PFAPA 症候群）
　急性咽頭炎・急性喉頭蓋炎
　急性咽頭扁桃炎、伝染性単核球症、扁桃周囲膿瘍
　頸部リンパ節炎、深頸部感染症、咽後膿瘍
　亜急性甲状腺炎
Ⅳ．合併症のある子に対する投薬
　抗てんかん薬を内服している場合
　原発性免疫不全症や移植後の免疫抑制薬服用中の小児に対する投薬
Ⅴ．他科と共同でみていく疾患
　血管腫
　髄膜炎
　先天性サイトメガロウイルス感染

全日本病院出版会
〒113-0033　東京都文京区本郷 3-16-4　Tel:03-5689-5989
www.zenniti.com　Fax:03-5689-8030

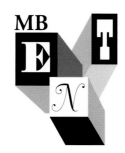

ENT

◆特集・詳しく知りたい！舌下免疫療法

気管支喘息に対する舌下免疫療法の効果

上條　篤*

Abstract　気管支喘息の治療薬として，吸入ステロイド薬，長時間型作用性 β₂ 刺激薬，テオフィリン製剤，ロイコトリエン受容体拮抗薬，さらには，近年になり，主に重症例には抗 IgE 抗体などの分子標的製剤などが使用されている．これらの治療が対症療法であるのに対し，アレルゲン免疫療法は唯一アレルギーの自然史を修飾することができる治療法として位置づけられている．本邦では，標準化家塵ダニおよびスギ花粉アレルゲン製剤による皮下免疫療法と舌下免疫療法が選択され，皮下免疫療法はアレルギー性鼻炎と気管支喘息に，舌下免疫療法はアレルギー性鼻炎のみに保険適用を持つ．いずれの方法も，世界的には喘息発症抑制効果，喘息症状抑制効果があることが報告されているが，安全性の高い舌下免疫療法への期待が高まっている．主に SLIT の気管支喘息に対する有効性について，最近の報告を中心にレビューした．

Key words　アレルゲン免疫療法(allergen immunotherapy)，皮下免疫療法(subcutaneous immunotherapy)，舌下免疫療法(sublingual immunotherapy)，気管支喘息(bronchial asthma)，アレルギー性鼻炎(allergic rhinitis)

緒　言

　気管支喘息の治療薬は，吸入ステロイド(inhaled corticosteroids；ICS)が中心であり，これに加え，長時間作用性 β₂ 刺激薬(LABA)，ロイコトリエン受容体拮抗薬，テオフィリン徐放製剤，長時間作用性抗コリン薬(LAMA)などが選択される[1]．さらに，最近では，分子標的製剤として抗 IgE 抗体製剤，抗 IL-5 抗体製剤および抗 IL-5 受容体 α 鎖抗体製剤，抗 IL-4 受容体 α 抗体製剤が既存の治療に抵抗性の症例に使用される時代になった．しかし，これらの治療薬はあくまでも症状をコントロールすることが目的であり，使用を中止すれば喘息増悪や気道リモデリングの進行に繋がる．一方，アレルゲン免疫療法(allergen immunotherapy；AIT)は，病因アレルゲンを投与することにより，アレルギー病態の自然史を修飾する効

果を持つとされ，長期維持療法後の有効性が長期間持続する特徴を持つ．気道アレルギー疾患に対するアレルゲン免疫療法には皮下免疫療法(subcutaneous immunotherapy；SCIT)と舌下免疫療法(sublingual immunotherapy；SLIT)が代表的であり，現在本邦においては標準化家塵ダニ(house dust mite；HDM)アレルゲンと標準化スギ花粉アレルゲンが使用可能であり，SCIT は HDM 通年性アレルギー性鼻炎・スギ花粉症と気管支喘息に，SLIT は HDM 通年性アレルギー性鼻炎・スギ花粉症のみに保険適用となっている．現在のところ，SLIT は気管支喘息には保険適用となっていないが，海外からは SLIT の気管支喘息に対する有効性が多数報告されている．また，アレルゲン免疫療法は新規アレルゲン感作や新規喘息発症を抑制するユニークな効果も期待されている．

＊　Kamijo Atsushi，〒350-0495 埼玉県入間郡毛呂山町大字毛呂本郷 38　埼玉医科大学耳鼻咽喉科／アレルギーセンター，教授

AIT の気管支喘息発症予防効果について

アレルギー性鼻炎は将来的な喘息発症の危険因子であることは広く知られている[2]．SCIT の喘息発症予防効果については，シラカンバ花粉症小児を対象として施行された"PAT study"が有名である．これは 6〜14 歳の小児に 3 年間シラカンバエキス SCIT を施行し，実薬群は対照群と比較して，治療終了時，その 2 年後，さらにその 5 年後のいずれにおいても喘息の発症を抑制していた[3]〜[5]．同様の検討は SLIT においても施行されており，Novembre ら[6]は，5〜14 歳を対象にイネ科花粉混合アレルゲン SLIT を 3 年間施行し，喘息発症が SLIT 群では 45 人中 8 人(17.8%)に，コントロール群(SLIT 非施行群)では 44 人中 18 人(40.9%)に認められ，SLIT の喘息発症抑制効果が確認されたと報告している．しかし，これらの試験はいずれも少数を対象としたオープン試験である．最近，二重盲検ランダム化比較試験の結果が報告された．5〜12 歳の 812 人のイネ科花粉によるアレルギー性鼻結膜炎症例に 3 年間 SLIT を施行し，その後 2 年間経過観察を行ったところ，主要評価項目である喘息発症(onset)はコントロール群と有意差がなかった．しかし，副次評価項目である，試験終了時，治療 2 年後，5 年間の試験期間における喘息症状の有無および喘息薬使用について，SLIT 群はコントロール群と比較して有意に抑制していた[7]．近年はこのようなエビデンスレベルの高い臨床試験だけでなく，実臨床上の評価(リアルワールド／リアルライフ研究)も重要になってきている．ドイツの国民健康保険データを用い，アレルギー性鼻炎患者で喘息合併がなく，かつ AIT を未施行の 118,754 人を対象にしたコホートの報告がある[8]．この患者集団を 2006 年に AIT を始めた 2,431 人(AIT 群)と，AIT を受けていない 116,323 人(非 AIT 群)に分け，2007〜2012 年における喘息発症率を比較している．AIT の内訳は，SCIT が 2,030 人，SLIT 液剤が 248 人，SLIT 錠剤が 10 人であった．多変量解析の結果，AIT 群は非 AIT 群と比較し喘息発症が有意に抑制されていた(危険率 0.60(95%CI，0.42〜0.84))．また，SCIT は喘息発症危険率 0.57(95%CI，0.38〜0.84)，SLIT 液剤は危険率 0.49(95CI，0.14〜1.33)であり，SCIT は有意に喘息発症を抑制していたが，SLIT は症例数が少ないため十分な有意差が出ていないという結果であった．AIT の施行期間は 3 年未満でも 3 年以上でもいずれも有意に喘息発症を抑制していたが，3 年以上施行した群において喘息発症をより強く抑制していた．同じくドイツの縦断的処方データベースを用いて 5 歳以上の草本花粉 SLIT 群 2,871 人とコントロール(非 SLIT)群 71,275 人を比較した検討では，SLIT 終了後の喘息発症はコントロール群と比較して有意に抑制されていた[9]．比較的長期にわたるリアルワールド研究もドイツの縦断的処方データベースを用いた検討が報告されている．Wahn ら[10]は，5 歳以上の症例を対象に，花粉飛散期に 2 年以上 AIT を施行した 9,001 人と，花粉飛散期にアレルギー性鼻炎の治療薬を処方され，AIT 群と条件をマッチングした非 AIT 群 45,005 人を対象として，フォローアップ期間の 6 年を含めた 8 年間に及ぶデータを解析している．AIT 群にはアレルゴイド(アレルゲン性を低下させた製剤)SCIT(4 種類)，natural(素抗原)SLIT，natural SCIT が含まれている．この検討では，AIT 群は非 AIT 群と比較して SLIT 治療期間中は新規喘息発症を抑制していたが，治療中止後の 6 年間の観察期間，あるいは治療開始から 8 年間における観察期間での新規喘息発症は両群に有意差が認められなかった．ただし，natural SLIT 群については治療開始後 8 年間における喘息発症者数を有意に抑制していた(図 1)．これらのデータから，SLIT はアレルギー性鼻炎症例に対して喘息発症抑制効果を持つことが示唆される．

喘息症状に対する AIT(特に SLIT)の有効性について

アレルギー性喘息に対する AIT の有効性につ

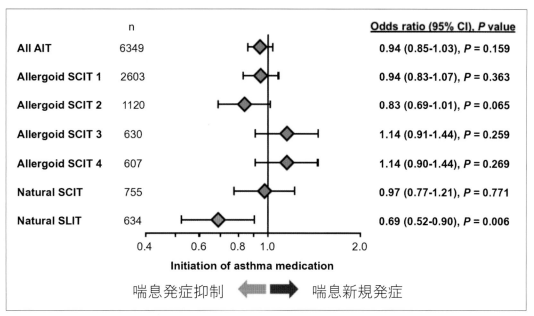

図 1. AIT 群は治療開始から 8 年間の観察期間における新規喘息発症予防効果を示さなかったが，サブ解析すると natural SLIT 群は有意に新規喘息発症を有意に抑制した（文献 10 より改変）

いてのメタアナリシスがいくつか報告されている．Dhami ら[11]は 98 論文（89 論文は二重盲検ランダム化比較試験）を解析し，AIT の短期的な症状スコア（58 論文の解析）および薬物スコア（42 論文の解析）の減少を報告し，18 歳未満の小児，18 歳以上の成人のいずれにもその有効性が確認された．また，直接比較ではないが，SCIT は SLIT よりも有効性が高いことが示唆された．アレルゲンの種類としては，HDM，草本花粉，イヌ・ネコに対する AIT は有効であり，樹木花粉も有用である可能性が示されたが，真菌に対しては有用性を見い出せなかった．単独感作例への有効性は明らかであり，多重感作症例も有用である可能性も示唆された．薬物スコアについてもほぼ同様の結果であったが，樹木花粉にも有意に薬物スコアの減少が認められ，草本花粉と真菌にも薬物使用量の抑制が示唆された．また，SCIT は QOL の改善や気道過敏性の抑制効果を示したが，残念ながら SLIT にはその効果は認められなかった．しかし，SLIT は安全性と費用対効果に優れていた．別の小児を対象としたレビュー[12]では，SLIT と SCIT は喘息症状スコアを同様に抑制し，SLIT の気管支喘息に対する有効性の程度と発現までの時間は

SCIT と比較しやや劣る可能性があると結論づけられている．SCIT と SLIT の有効性の優劣をはっきりさせるには，標準化されたアレルゲンを用いた大規模直接比較試験が必要であろう．一方，安全性に関しては SLIT のほうが優れている印象である．

近年ヨーロッパから大規模な標準化 HDM-SLIT 錠に関する 2 つの二重盲検ランダム化比較試験の結果が報告されている．Mosbech ら[13]は，14 歳以上の軽症・中等症 HDM アレルギー性喘息 604 症例を 4 群に分け，それぞれに 1 SQ，3 SQ，6 SQ（SQ：標準化アレルゲン含有量：6 SQ はミティキュア® 10,000 JAU に相当する），プラセボを投与し，1 年後の ICS のベースラインからの減少量を主要評価項目として比較した．その結果，6 SQ 群は，平均 42%，中央値 50% のステロイド減量効果があり，一方プラセボは平均 15%，中央値 25% の減量に留まった．用量にすると，6 SQ 群で 208 μg，プラセボ群で 126 μg の減量であった．1 SQ 群と 3 SQ 群ではプラセボと比較して有意な ICS 減量効果を認めなかった（図 2）．Virchow ら[14]は，834 人の ICS（ブデソニド換算で 400〜1200 μg）でコントロール不十分な HDM 感

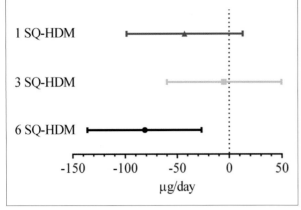

図 2. プラセボと比較し, 6 SQ-HDM は ICS 使用量を
減少したが, 1 SQ-HDM と 3 SQ-HDM は有意な
ICS 使用量の減少は認めなかった
（文献 13 より引用）

作成人に対し, 6 SQ, 12 SQ の HDM-SLIT 錠あ
るいはプラセボを 7〜12 ヶ月投与し, その後, 3 ヶ
月間 ICS を 50％ に減量し, その後の 3 ヶ月間は
ICS を中止して, ICS 減量後に最初に中等度・重
度の喘息増悪が認められるまでの期間を比較し
た. その結果, 2 種類の実薬群はいずれもプラセ
ボ群と比較し有意に喘息増悪までの期間を延長
し, 2 種類の実薬群の有効性は同等であった. ま
た, 単独感作でも多重感作でも同様の有効性が認

められた. さらに, コントロール不良の喘息でも
副作用が出やすいとはいえなかった. リアルワー
ルド研究でも, 先に紹介した Wahn ら[10]の報告で
は, ベースラインに喘息治療薬を使用していた症
例は, 6 年間のフォローアップの間に AIT 群の
49.1％, non-AIT 群の 35.1％ に喘息治療薬が不
要になり, AIT 群は non-AIT 群と比較して有意
に薬剤使用量が減少していた. また, natural
SLIT 群, natural SCIT 群, 4 種類のアレルゴイド
SCIT 群いずれにも薬剤使用量の抑制効果を認め
た. Schmitt ら[15]は, ドイツの国民健康保険デー
タを用い, 12 歳以上を対象に, 喘息症状の進展を
AIT 群と非 AIT 群で比較し, GINA の分類による
喘息治療ステップ（図 3）について, AIT 群は非
AIT 群と比較し, STEP 1 から STEP 3 への進展,
STEP 3 から STEP 4 への進展を有意に抑制し,
STEP 1 から STEP 3 への進展は若い人で強く抑
制されていたが, 50 歳以上の集団ではその抑制は
認められず, これには COPD 合併が影響している
可能性があると考察している. STEP 3 から
STEP 4 への進展はいずれの年齢グループでも抑

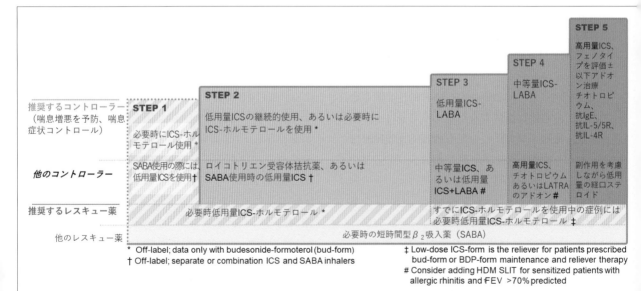

図 3. GINA の 12 歳以上の喘息治療ステップのエッセンス
（文献 20 より改変）

制していた.

本邦での標準化 HDM-SLIT 錠を用いた検討は, 先の Virchow らの検討[14]と同様の試験デザインで行われている. 18〜64 歳のアレルギー性喘息患者を対象に, プラセボ群, 舌下錠 10,000 JAU 群, 20,000 JAU 群の 3 群のランダム化比較試験である. ランダム化前に症例のスクリーニングを行い(period 1), 7〜13 ヶ月それぞれ割り当てられた治療を行い(period 2), その治療は継続しつつ, 3 ヶ月間ずつ ICS を 50%, 100% と減量し(period 3), ランダム化してからの初回喘息症状増悪時期, あるいはステロイド減量後の初回喘息増悪時期についてそれぞれの群で比較検討した. 残念ながら, この検討では, 初回の喘息症状増悪時期について各群間に有意差が得られなかった. しかし, ランダム化前 14 日間に短時間型作用性 β_2 刺激薬(SABA)を使用していた症例に対象をしぼり事後解析したところ, 20,000 JAU 群はプラセボ群と比較し, ICS 減量後(period 3)における初回喘息増悪までの期間を有意に延長した[16]. 話は変わるが, スギ花粉症を罹患している気管支喘息患者はスギ花粉飛散期に喘息症状が増悪することが報告されている[17]が, 筆者らのグループはレトロスペクティブスタディではあるが, スギ花粉症に対する SLIT が喘息患者のスギ飛散期喘息発作をきれいに抑制することを報告した[18]. さらに, 大規模な検討が必要である.

臨床試験の問題点

喘息症状に対する SLIT の有効性を考えるうえで, いくつかの問題点がある. 1 つは, 評価項目をどこに設定するかである. 例えば, 喘息症状, 喘息コントロール治療薬, 喘息発作治療薬, 喘息増悪発作抑制, 入院回数, 気道過敏性, 呼吸機能などの変化が挙げられるが, これらの設定は論文により様々である. メタアナリシスでは, 各試験毎の評価項目の違いが解釈を複雑にしている. また, 気管支喘息は多様なフェノタイプが存在する疾患である. 一般的に, AIT は喘息増悪の原因と

なるアレルゲンが明確であるアレルギー性喘息症例に有効と推察されるが, 例えば気管支喘息患者が HDM に感作されていた場合に, HDM が原因で喘息増悪が引き起こされているのか, 気管支喘息がある症例がたまたま HDM に感作されているだけなのかを判断するのは難しい. HDM アレルゲンを用いた誘発試験を用いて喘息増悪が認められれば, 前者が疑わしいが, 実際の臨床試験ですべての症例に誘発試験を行うのは困難である. 当然であるが, 環境中の原因アレルゲン量も試験に影響を与える因子となる. さらに, 喘息の増悪因子には感冒や, 天候, 喫煙などの因子も関与するため, さらに事象が複雑である. リアルワールド研究では, 喘息使用薬に関するアドヒアランスも問題になる可能性がある.

世界のガイドラインにおける位置づけ

米国喘息教育・予防プログラム(national asthma education and prevention program)が公表している喘息のガイドラインである EPR(Expert Panel Report)3 を, さらに up date した EPR4 では, 喘息における免疫療法の役割に対するレビューがなされている. それによると, SLIT は喘息症状, QOL と FEV_1 の改善, 長期間のコントロール薬の減量効果があり, さらに, 発作薬の使用も抑制できるかもしれないと記述されている. しかし, 全身ステロイドの使用量や, 小児での有効性のエビデンスは不足しているとも指摘している[19]. 世界的なガイドラインである GINA(Global Initiative for Asthma)2019 年版は, SLIT について, ① 成人のアレルギー性鼻炎で HDM に感作されており, 低〜中等量の ICS によっても喘息症状が持続する場合には(12 歳以上の症例の治療ステップ 3, 4), 予測 $FEV_1 > 70\%$ であれば SLIT の追加を考慮する. ② SLIT の有用性, 副作用のリスク, 費用を考慮して使用する, と明記している[20]. さらに, ヨーロッパの EAACI(European Academy of Allergy and Clinical Immunoloty)のガイドラインでは, HDM-SLIT 錠は, コントロー

ル良好あるいは部分的にコントロールされている成人アレルギー性喘息（HDM が増悪因子）に対して，喘息増悪抑制，喘息コントロールの改善を目的として，通常薬のアドオン治療薬として使用することが推奨されている（moderate-quality evidence）．また，HDM-SLIT 液は（本邦では販売されていない）コントロール良好な小児アレルギー性喘息に対して，症状改善や薬物使用量の減少を目的にアドオンで用いることが推奨されている（low-quality evidence）[21]．

結　語

冒頭でも触れたが，本邦では，気管支喘息に対して保険適用となっているのは SCIT のみである．しかし，世界のガイドラインの趨勢をみても明らかなように，喘息治療の選択肢としての SLIT の地位は高まってきている．したがって，HDM アレルギー性鼻炎もしくはスギ花粉症の合併があり，予想 $FEV_1 > 70\%$ の気管支喘息症例には，積極的に SLIT 導入する価値がある．また，アレルギー性鼻炎患者の将来的な喘息の進展を抑制する早期介入目的で SLIT を導入するのも良い選択肢と言えよう．SCIT よりも安全性が高いのは何よりも魅力的に感じる．

文　献

1) 一般社団法人日本アレルギー学会喘息ガイドライン専門部会（監）：喘息予防・管理治療ガイドライン 2018. 協和企画, 2018.

2) Linneberg A, Nielsen NH, Frølund L, et al：The link between allergic rhinitis and allergic asthma：A prospecitive population-based study. The Copenhagen Allergy study. Allergy, **57**：1048-1052, 2002.

3) Möller C, Dreborg S, Ferdousi HA, et al：Pollen immunotherapy reduces the development of asthma in children with seasonal rihoconjunctivitis（the PAT-study）. J Allergy Clin Immunol, **109**：251-256, 2002.

4) Niggeman B, Jacobsen L, Dreborg S, et al：Five-year follow up on the PAT study：specific immunotherapy and long-term prevention of asthma in children. Allergy, **61**：855-859, 2006.

5) Jacobsen L, Niggemann B, Dreborg S, et al：Specific immunotherapy has long preventive effect of seasonal and perennial asthma：10 year follow-up on the PAT study. Allergy, **62**：943-948, 2007.

6) Novembre E, Galli E, Landi F, et al：Coseasonal sublingual immunotherapy reduces the development of asthma in children with allergic rhinoconjunctivitis. J Allergy Clin Immunol, **114**：851-857, 2004.

7) Valovirta E, Petersen TH, Piotrowska T, et al：Results from the 5-year SQ grass sublingual immunotherapy tablet asthma prevention（GAP）trial in children with grass pollen allergy. J Allergy Clin Immunol, **141**：529-538, 2018.

8) Schmitt J, Schwarz K, Stalder E, et al：Allergy immunotherapy for allergic rhinitis effectively prevents asthma：Results from a large retrospective cohort study. J Allergy Clin Immunol, **136**：1511-1516, 2015.

9) Zielen S, Devillier P, Heinrich J, et al：Sublingual immunotherapy provides long-term relief in allergic rhinitis and reduces the risk of asthma：A retrospective, real-world database analysis. Allergy, **73**：165-177, 2018.

10) Wahn U, Bachert C, Heinrich J, et al：Real-world benefits of allergen immunotherapy for birch pollen-associated allergic rhinitis and asthma. Allery, **74**：594-604, 2019.

11) Dhami S, Kakourou A, Asamoah F, et al：Allergen immunotherapy for allergic asthma：A systemic review and meta-analysis. Allergy, **72**：1825-1848, 2017.

12) Richards JR, Stumpf JL：House dust mite sublingual immunotherapy for pediatric patients with allergic asthma. Ann Pharmacother, **52**：1019-1030, 2018.

13) Mosbech H, Deckelmann R, de Blay F, et al：Standardized quality house dust mite sublinbual immunotherapy tablet（ALK）reduces inhaled corticosteroid use while maintaining asthma control：A randomized, double-blind, placebo-controlled trial. J Allergy Clin Immunol, **134**：568-575, 2014.

14) Virchow JC, Backer V, Kuna P, et al：Efficacy of a house dust mite sublingual allergen immunotherapy tablet in adults with allergic asthma. A randomized clinical trial. JAMA, **314**：1715-1725, 2016.

15) Schmitt J, Wüstenberg E, Küster D, et al：The moderating role of allergy immunotherapy in asthma progression：Results of a population-based cohort study. Allergy, **75**：596-602, 2020.

16) Tanaka A, Tohda Y, Okamiya K, et al：Efficacy and safety of HDM SLIT tablets in Japanese adults with allergic asthma. J Allergy Clin Immunol, **8**：710-720, 2020.

17) Hojo M, Ohta K, Iikura M, et al：The impact of co-existing seasonal allergic rhinitis caused by Japanese cedar pollinosis（SAR-JCP）upon asthma control status. Allergol Int, **64**：150-155, 2015.

18) Kikkawa S, Nakagomi K, Kobayashi T, et al：Sublingual immunotherapy for Japanese cedar pollinosis attenuates asthma exacerbation. Allergy Asthma Immunol Res, **11**：438-440, 2019.
  Summary スギ花粉症エキスを用いた SLIT は，軽症～中等症スギ花粉症合併喘息症例において，花粉飛散期の喘息増悪を抑制することを報告.

19) Lin SY, Azar A, Suarez-Cuervo C, et al：The role of immunotherapy in the treatment of asthma. AHRQ Publication No. 17（18）-EHC029-EF March 2018. https://effectivehealthcare.ahrq.gov/products/asthma-immunotherapy/research

20) Global Strategy for Asthma Management and Prevention. updated 2019. https://ginasthma.org/wp-content/uploads/2019/06/GINA-2019-main-report-June-2019-wms.pdf

21) Agache I, Lau S, Akdis CA, et al：EAACI Guidelines on allergen immunotherapy：House dust mite-driven allergic asthma. Allergy, **74**：855-873, 2019.

MB ENT, 250：66-71, 2020

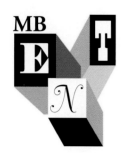

◆特集・詳しく知りたい！舌下免疫療法

小児に対する舌下免疫療法の実際

増田佐和子*

Abstract 小児アレルギー性鼻炎に対する舌下免疫療法は概ね5歳以上から実施でき，成人と同じスケジュール，用量で行われる．小児における有効性，安全性は成人と同等であると報告されている．小児期に実施することで，鼻粘膜のアレルギー性炎症に対する早期介入による鼻炎の治癒や長期寛解だけでなく，合併する喘息のコントロール状態を良好に保つ効果，喘息発症や新規抗原感作の予防，保護者による支援が期待できる．したがって，早めに情報提供を行い，積極的に実施したい．治療にあたっては患児と保護者の意思を確認し，初回の服薬も患児自身で行う．定期的な評価は患児の治療効果の理解と継続に役立つ．治療には長期間を要するため，ライフプランを考えて開始することが大切である．

Key words アレルギー性鼻炎(allergic rhinitis)，小児(children)，舌下免疫療法(sublingual immunotherapy)，アレルギーマーチ(allergic march)，早期介入(early intervention)

はじめに

　小児期はアレルギー疾患の成立期であり，アトピー素因のある個体において消化器，皮膚，気道などにアレルギー疾患が次々に発症する経過は，アレルギーマーチ[1]として知られている．アレルギー性鼻炎の有症率は10歳台までに急激に上昇し，40～50歳台まで高いレベルで維持される[2]．アレルゲン免疫療法(AIT)は，自然治癒しにくい疾患であるアレルギー性鼻炎の治癒ないし長期寛解をもたらすだけでなく，アレルギーの自然経過を修飾する治療法として期待されている．

　従来からの皮下免疫療法(SCIT)は長期にわたる通院が必要で即効性に乏しいことに加え，疼痛や副反応の問題があり，特に小児では実施しにくかった．本邦では2014年にスギ花粉，2015年にダニの標準化アレルゲンによる舌下免疫療法(SLIT)が保険適用となり，当初は12歳以上となっていた年齢制限も2018年になくなったこと

により，小児にも広く普及しつつある．

SLITの適応

　AITはアレルギー性鼻炎のすべての重症度・病型に適応[2]であり，小児のSLITも同様に考えて良い．治癒や長期寛解を希望する例，投薬を希望しない例，薬物の副作用を避けたい例，症状が再燃するため投薬を中止できない例，薬物の効果が不十分な重症例，などが適応となる．

　適応年齢の下限は決められていないが，添付文書では5歳未満の幼児に対する安全性は確立していない(使用経験がない)とされている．自身の疾患と治療をある程度理解して薬剤を舌下に正しく保持でき，副反応の症状を適切に訴えられるのは概ね5歳以上であろう．Pajnoら[3]は，3歳児へのSLITは4～5歳児に比べ中止率が高く，そのおもな理由は患児の拒否や局所反応であると報告した．欧州アレルギー・臨床免疫学会議(EAACI)はAITの適応として0～2歳児は治療選択肢になら

＊ Masuda Sawako, 〒514-0125 三重県津市大里窪田町357　独立行政法人国立病院機構三重病院耳鼻咽喉科，医長／同アレルギーセンター部長兼任

ない（絶対的禁忌），3〜5歳児は相対的禁忌（推奨度 D）との見解を 2015 年に示している[4]．

有効性

フランスでの 5〜17 歳児へのダニ SLIT の検討[5]では，鼻炎の 64.6％に症状の改善が認められた．また，治療開始時に抗ヒスタミン薬を使用していた患児の 37.7％，鼻噴霧用ステロイド薬を使用していた患児の 22.8％で薬剤を中止でき，治療の遵守率，効果，満足度は成人と同様であった（表1）．2〜13 歳の小児に対する 2 年間の SLIT で，鼻症状総点数などが有意に低下し，幼児と学童で有効性，副反応の出現率に差は認められなかったとの報告[6]もある．Okamoto ら[7]によるダニアレルギー性鼻炎患児に対する 1 年間の SLIT では，治療群の鼻症状はプラセボ群に比べて有意に改善し，安全性は成人と同等であった．

Han らは 1 年以上 SLIT を行ったダニアレルギー性鼻炎患者について成人，6〜12 歳，13〜18 歳で鼻症状点数と薬物点数の改善率に有意差がなかったことを報告した[8]．スギ花粉症に対しては湯田[9]が，12 歳以上と 11 歳未満で SLIT 開始後，初の飛散期における眼鼻症状の VAS スコアや副反応の出現率が同等であったとしている．すなわち，SLIT は小児アレルギー性鼻炎において成人と同様に有効であるといえる．

表 1．舌下免疫療法を行った小児／若年者と成人の比較

	小児／若年者 (n＝736)	成人 (n＝551)
鼻炎	95.5％	98.2％
喘息	64.0％	41.0％
鼻炎と喘息合併	59.5％	39.0％
鼻炎の罹病期間	3.57±2.43 年	8.97±7.84 年
喘息の罹病期間	3.82±2.91 年	8.75±8.38 年
多抗原感作	62.5％	62.8％
ダニによる舌下免疫療法		
遵守率	86.5％	90.9％
効果	83.8％	80.9％
満足度	85.3％	86.4％

（文献 5 より作成）

副反応

SLIT に伴う副反応の多くは，口腔内の瘙痒や腫脹などの局所反応である（図1）．前述のフランスの検討[5]では，経過中に 17.8％が副反応を訴え，そのうち 89.1％が局所のみの反応であった．EAACI の position paper[4]は小児の AIT の副反応について，5 歳未満児であっても，その頻度や程度がより重篤であるということはないという見解を示している．しかし，低年齢児はアナフィラキシーを含む副反応の初期症状を適切に訴えられない可能性があり，つねに注意が必要である．

小児期に SLIT を行うことの利点

1．早期介入

ダニアレルギー性鼻炎患者に対する SLIT の有効群と無効群を比較した検討[10]では，有効群で罹

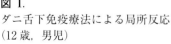
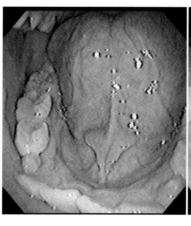
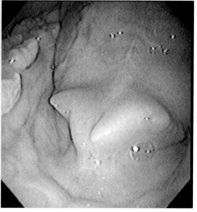

図 1．
ダニ舌下免疫療法による局所反応
（12 歳，男児）
　a：服薬開始前
　b：服薬 15 分後

病期間が有意に短かったことが報告されている.
遷延するアレルギー性炎症により鼻粘膜組織に不可逆的な変化が生じる前に治療を行うこと, すなわち早期に介入することは有意義であることが示唆される.

2. 合併する喘息への効果

アレルギー性鼻炎の小児は, しばしば気管支喘息を合併する. アレルギー性鼻炎は小児喘息のコントロール不良に関する危険因子であり, 鼻炎が重症であるほど喘息のコントロールが悪い[11]. SLIT により鼻症状を長期にわたって改善させることが喘息にも良い影響を及ぼすことが期待される.

3. 予防的効果

小児期のアレルギー性鼻炎は喘息発症の危険因子である[12][13]. 花粉症の小児に対する3年間のSCIT が, 治療終了7年後の喘息の発症率をプラセボ群に比べて有意に低下させたという PAT study[14]は, AIT がアレルギー疾患の自然経過を修飾する可能性を示した. 5〜14歳のイネ科花粉症患児に対する SLIT が, プラセボ群に比較して喘息の発症率を低下させたことも報告されている[15]. また, AIT による新規抗原感作の予防も期待されている. Acquistapace ら[16]によれば通年性アレルギー性鼻炎の小児では, SLIT 実施中の新規抗原への感作率は治療群で有意に少なかった.

これらの結果を踏まえ, EAACI は2017年に, 3年間の AIT は, カバノキまたはイネ科花粉による中等症〜重症アレルギー性鼻炎の小児および若年者に対して, 鼻炎に対する持続的な効果だけでなく, 2年後まで喘息を予防するために推奨できる, との見解[17]を示している.

4. 保護者による支援

患児と保護者に服薬指導を行うことにより, 保護者から患児への声かけや薬剤管理などの支援が期待できる. 思春期になると保護者の介入が難しくなる場合もあるため, 患児自身が治療意欲を持つこと, 服薬を習慣づけることが必要である.

小児の治療の実際

小児の SLIT の薬剤投与量および治療スケジュールは, 成人と同じである. 治療開始前に必ず患児と保護者に説明を行い, 治療意志を確認する. 家族が喫煙していればやめること, 治療を開始しても抗原回避・除去に努めることも大切である. 薬剤の舌下保持ができるかどうかわからない場合は, 家庭でラムネ菓子などを用いて試してみると良い. 以下に実際の症例を示して解説する.

1. 症例提示

【症 例】 5歳, 男児

【家族歴】 父に通年性アレルギー性鼻炎・花粉症, 母に花粉症

【現病歴】 繰り返す鼻出血を主訴に4歳で受診した. 通年性に鼻閉があり, 鼻をよく触っていた. 鼻汁中好酸球が陽性, 血清中特異的IgE 抗体クラスはダニ・ハウスダスト・スギが2, ヒノキ・カモガヤ・ブタクサ・アルテルナリアが0であり, ダニによるアレルギー性鼻炎と診断した. 鼻噴霧用ステロイド薬, 経口抗ヒスタミン薬により治療していたが, 症状が続くため SLIT を希望した.

2. 治療開始前の評価

問診票などを用いて症状を確認し, 患児と保護者に治療についての説明を行う. 鼻鏡検査, 鼻汁中好酸球検査, 可能であれば鼻粘膜誘発テスト(図2-a), 皮膚プリックテスト(図2-b, c)などによりアレルギーの評価を行う.

3. 初回投与

医療機関での初回投与は保護者立ち会いのもと, 患児にさせる. その際, ① 手を洗ってしっかり拭く, ② 錠剤を丁寧に取り出す, ③ 口腔底の錠剤を置く場所を画像や鏡で見せる, ④ タイマーやスマートフォンのアプリを利用して「1分間」を患児に確認させる, ⑤ 手指にアレルゲンが付着している可能性があるため, 服薬後も手を洗う, という一連の手順(図3)を教える. 30分後に再度診察し, 異常がないことを確認する.

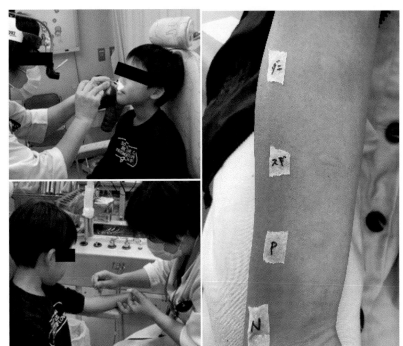

$\dfrac{a}{b}\bigg| c$

図 2.
評価の実際
　a：鼻粘膜誘発テスト
　b：皮膚プリックテスト
　c：プリックテストの結果
　　（15 分後）

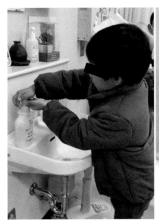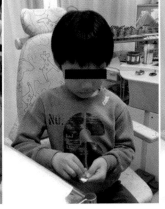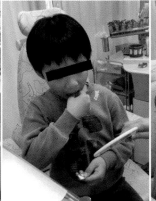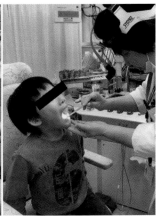

a | b | c | d 　　　　　図 3. 5 歳児の舌下免疫療法の実際
　　　　　a：手を洗ってよく拭く
　　　　　b：錠剤を取り出す
　　　　　c：鏡を見ながら服薬する
　　　　　d：1 分間の服薬終了後局所の診察，その後再び手を洗う

4．服薬指導

　服薬は座って行い，寝ころんだり立ち歩いたりしゃべったりしないこと，服薬後は走り回らないこと，何か異常があればすぐ保護者に伝えることを患児に十分説明する．自転車通学や体育の授業・部活動などの運動と服薬時間の調整，旅行や合宿の際の休薬の要否，体調不良時の服薬の可否などについても説明しておく．また，服薬を忘れないよう，服薬日誌に記録することを勧める．可能な施設では，日本小児臨床アレルギー学会により認定された小児アレルギーエデュケーターと協力して指導するのも良い．

5．副反応への対応

　筆者はダニ SLIT を開始時には，原則として抗ヒスタミン薬を併用している．本症例では治療開始 10 日目頃に口唇や眼瞼に腫脹が出現したが，これは服薬後薬剤が付着した手で触ったためと考えられた．その後も服薬後の咳嗽や咽頭瘙痒感が認

表 2. 症例(5歳児)のダニ舌下免疫療法開始時と6ヶ月後の評価

		開始時	6ヶ月後
鼻症状	くしゃみ	0	1
	鼻汁	0	0
	鼻閉	1	1
	鼻症状総点数	1	2
	重症度	軽症	軽症
鼻汁中好酸球		0～1個/HPF	1～4個/HPF
ハウスダストによる鼻粘膜誘発テスト	くしゃみ回数	5	0
	判定	2+(症状3つ)	1+
ダニプリックテスト	判定(膨疹径)	3+(11 mm)	2+(4 mm)

められたが，抗ヒスタミン薬の内服を続け，約1ヶ月で消失した．

6．定期的な評価

治療効果の評価は重要である．本症例の治療開始時と開始6ヶ月後の状況を表2に示す．治療開始時の症状は軽症であり，6ヶ月後も著明な変化は認められなかったが，鼻粘膜誘発テストおよび皮膚プリックテストの反応は軽減した．これらの検査はやや侵襲的で手間もかかるが，患児・保護者ともに効果を実感でき，治療意欲の向上につながる．

おわりに

小児期から青年期は，心身が著しく成長するだけでなく，環境も一定期間ごとに大きく変化する．すなわち，就学，進学，就職，そしてこれに伴う受験や転居，さらに結婚，女性であれば妊娠などのイベントが発生する．AIT は3～5年以上継続すべき治療法であるため，将来を見据え，ライフプランを考えたうえで開始する．また，今後は乳幼児にも強い免疫誘導性をもち，副反応が少なく低侵襲であるといった条件を備えた治療方法の確立が望まれる．

文 献

1) 馬場 実：アレルギーマーチ事始め．アレルギー・免疫, 11：736-743, 2004.

2) 鼻アレルギー診療ガイドライン作成委員会：鼻アレルギー診療ガイドライン―通年性鼻炎と花粉症―2016年版(改訂第8版)：36-70, ライフ・サイエンス, 2015.

3) Pajno GB, Caminiti L, Crisafulli G, et al：Adherence to sublingual immunotherapy in preschool children. Pediatr Allergy Immunol, 23：688-689, 2012.

4) Pitsios C, Demoly P, Bilò MB, et al：Clinical contraindications to allergen immunotherapy：an EAACI position paper. Allergy, 70：897-909, 2015.

5) Trebuchon F, Lhéritier-Barrand M, David M, et al：Characteristics and management of sublingual allergen immunotherapy in children with allergic rhinitis and asthma induced by house dust mite allergens. Clinical and Translational Allergy, 4：15, 2014.

6) Tang LX, Yang XJ, Wang PP, et al：Efficacy and safety of sublingual immunotherapy with Dermatophagoides farinae drops in pre-school and school-age children with allergic rhinitis. Allergol Immunopathol(Madr), 46：107-111, 2018.

7) Okamoto Y, Fujieda S, Okano M, et al：Efficacy of house dust mite sublingual tablet in the treatment of allergic rhinoconjunctivitis：A randomized trial in a pediatric population. Pediatr Allergy Immunol, 30：66-73, 2019.

8) Han DH, Choi YS, Lee JE, et al：Clinical efficacy of sublingual immunotherapy in pediatric patients with allergic rhinitis sensitized to house dust mites：comparison to adult patients. Acta Otolaryngol, 132：S88-S93, 2012.

9) 湯田厚司：舌下免疫療法―成人および小児季節性アレルギー性鼻炎の克服を目指して―. 日耳鼻会報, 123：113-117, 2020.

10) Qi S, Chen H, Huang N, et al：Early intervention improves clinical responses to house dust mite immunotherapy in allergic rhinitis patients. Int Arch Allergy Immunol, 171：234-240, 2016.

11) Sasaki M, Yoshida K, Adachi Y, et al：Factors associated with asthma control in children：findings from a national Web-based survey. Pediatr Allergy Immunol, **25**：804-809, 2014.

12) Burgess JA, Walters EH, Byrnes GB, et al：Childhood allergic rhinitis predicts asthma incidence and persistence to middle age：a longitudinal study. J Allergy Clin Immunol, **120**：863-869, 2007.
　Summary　7 歳時点でのアレルギー性鼻炎は小児期から成人期に至るまで喘息発症の危険因子であり，小児期の喘息が成人期まで遷延する危険因子であった．

13) Rochat MK, Illi S, Ege MJ, et al：Allergic rhinitis as a predictor for wheezing onset in school-aged children. J Allergy Clin Immunol, **126**：1170-1175, 2010.

14) Jacobsen L, Niggemann B, Dreborg S, et al：Specific immunotherapy has long-term preventive effect of seasonal and perennial asthma：10-year follow-up on the PAT study. Allergy, **62**：943-948, 2007.
　Summary　イネ科／カバノキ科花粉症の小児に 3 年間 SCIT を行い治療終了 7 年後に検討した結果，プラセボ群で治療群に比べて喘息の発症率が有意に高かった(オッズ比 2.5)．

15) Novembre E, Galli E, Landi F, et al：Coseasonal sublingual immunotherapy reduces the development of asthma in children with allergic rhinoconjunctivitis. J Allergy Clin Immunol, **114**：851-857, 2004
　Summary　イネ科花粉による花粉症の小児に 3 年間 SLIT を行ったところ，対症療法群では SLIT 群に比べ，喘息発症率が有意に高かった(オッズ比 3.8)．

16) Acquistapace F, Agostinis F, Castella V, et al：Efficacy of sublingual specific immunotherapy in intermittent and persistent allergic rhinitis in children：an observational case-control study on 171 patients. The EFESO-children multicenter trial. Pediatr Allergy Immunol, **20**：660-664, 2009.

17) Halken S, Larenas-Linnemann D, Roberts G, et al：EAACI guidelines on allergen immunotherapy：Prevention of allergy. Pediatr Allergy Immunol, **28**：728-745, 2017.

好評書籍

今さら聞けない！

耳鼻咽喉科
小児科・内科で
好評いただいてます!!

小児の
みみ・はな・のど診療
Q&A

子どもを診る現場で必携！

編集

加我君孝
（国際医療福祉大学言語聴覚センター長）

山中　昇
（和歌山県立医科大学 教授）

子どもの「みみ・はな・のど」を、あらゆる角度から取り上げた必読書！
臨床・研究の現場ならではの「今さら聞けない」129の疑問に、最新の視点からQ&A形式で答えます。

Ⅰ，Ⅱ巻とも
B5判　252頁　定価（本体価格5,800円＋税）
2015年4月発行

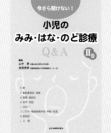

Ⅰ巻

A. 一般
エビデンス、メタアナリシス、システマティックレビュー、ガイドラインの違いがよくわかりません／エビデンスのない診療はしてはダメですか？　ほか
B. 耳一般
子どもの耳のCTの被曝量は許容範囲のものですか？何回ぐらい撮ると危険ですか？MRIには危険はないのですか？／小耳症はどう扱えば良いですか？　ほか
C. 聴覚
新生児聴覚スクリーニングとは何ですか？／精密聴力検査とは何ですか？／聴性脳幹反応（ABR）が無反応の場合の難聴は重いのですか？　ほか
D. 人工内耳・補聴器
幼小児の補聴器はどのようにすれば使ってもらえますか？／幼小児の人工内耳でことばも音楽も獲得されますか？　ほか
E. 中耳炎
耳痛と発熱があったら急性中耳炎と診断して良いですか？／急性中耳炎と滲出性中耳炎の違いは何ですか？／鼻すすりは中耳炎を起こしやすくしますか？／急性中耳炎はほとんどがウイルス性ですか？／急性中耳炎の細菌検査で，鼻から採取した検体は有用ですか？　ほか

Ⅱ巻

F. 鼻副鼻腔炎・嗅覚
鼻出血はどのようにして止めたら良いですか？／鼻アレルギーと喘息との関連を教えて下さい。ARIAとは何ですか？／副鼻腔は何歳頃からできるのですか？　ほか
G. 咽頭・扁桃炎
扁桃は役に立っているのですか？／扁桃肥大は病気ですか？　ほか
H. 音声・言語
"さかな"を"たかな"や，"さしすせそ"を"たちつてと"と発音するなど、さ行を正しく言えない場合はどのように対応すべきですか？　ほか
I. めまい
子どもにもメニエール病やBPPVはありますか？／先天性の三半規管の機能低下で運動発達は遅れますか？　ほか
J. いびき・睡眠時無呼吸・呼吸・気道
睡眠時無呼吸症候群は扁桃やアデノイドを手術で摘出すると改善しますか？　ほか
K. 感染症
子どもの鼻には生まれつき細菌がいるのですか？／抗菌薬治療を行うと鼻の常在菌は変化するのですか？／耳や鼻からの細菌検査はどのようにしたら良いですか？　ほか
L. 心理
学習障害はどのような場合に診断しますか？　ほか

全日本病院出版会
www.zenniti.com

〒113-0033 東京都文京区本郷3-16-4　Tel：03-5689-5989
Fax：03-5689-8030

MB ENT, 250：73-77, 2020

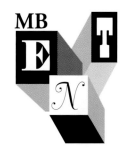

◆特集・詳しく知りたい！舌下免疫療法

舌下免疫療法の作用機序

寺田哲也*

Abstract アレルギー性鼻炎に対する抗原特異的免疫療法の治療効果を維持し，副作用を減らす工夫として，抗原投与経路を皮下から舌下へと変更した舌下免疫療法が普及しつつある．舌下免疫療法の作用発現メカニズムには，皮下または舌下免疫療法共通の作用機序と舌下免疫療法特有の免疫寛容システムが存在すると考えられている．抗原特異的免疫療法は，抗原提示細胞，T 細胞，B 細胞，肥満細胞，好酸球など，Ⅰ型アレルギー疾患の感作と発症に関与する様々な免疫細胞に関与するが，舌下免疫療法では，口腔底粘膜内の樹状細胞の特殊性に基づいた効率の良い免疫寛容の誘導が可能となる．

しかし，作用機序については，まだまだ不明な点が数多く残されており，効果の増強，治療期間の短縮，副作用の軽減，バイオマーカーなどの確立に向けての研究継続が必要と思われる．

Key words 舌下免疫療法(sublingual immunotherapy)，制御性 T 細胞(regulatory T cell)，IgG4 抗体(IgG4 antibody)，IL-10，樹状細胞(dendritic cell)

はじめに

アレルギー性鼻炎に対する抗原特異的免疫療法は唯一根治が期待できる治療法であり，長期寛解の可能性があるものの，アナフィラキシーショック誘発の危険性と長期の通院治療を要することなどから，本邦での皮下免疫療法の施行率は高いとは言えない．舌下免疫療法は皮下免疫療法と比較し，頻回の通院の必要性がなく，アナフィラキシーショックなどの全身性副反応のリスクが低いことなどから，皮下免疫療法に代わる免疫療法として普及が進んできている．

皮下免疫療法，舌下免疫療法ともに，投与抗原に対して特異的にアレルギー反応の抑制効果は認められるものの，その作用メカニズムには不明な点が多く残されている．抗原の投与経路が異なるが，投与抗原そのものは基本的に同一であり，所属リンパ節で行われる免疫寛容の誘導という点では舌下免疫療法と皮下免疫療法の作用メカニズム

は大部分が共通していると思われる．本稿では，舌下免疫療法の作用発現メカニズムを，口腔粘膜免疫の特殊性と IgG4 抗体の関与を中心に自験例と文献的考察を交えて概説する．

抗原特異的免疫療法の作用機序について

① 制御性 T 細胞の誘導

② IgG4 抗体の上昇

③ IL-10 の産生

主に上記が抗原特異的免疫療法の作用発現に関与していると考えられており[1]，舌下免疫療法，皮下免疫療法において，その誘導，産生効率に異なる点はあるものの，上記が抗原特異的免疫療法共通の作用発現メカニズムと考えて良い．

① 制御性 T 細胞の誘導

制御性 T 細胞の誘導と本細胞が産生する IL-10 や TGF-β などの抑制性サイトカインによるアレルギー性炎症の抑制や IgG4/IgE 比率の上昇が免疫療法の作用発現メカニズムの中心と考えられて

* Terada Tetsuya，〒 569-8686 大阪府高槻市大学町 2-7 大阪医科大学耳鼻咽喉科・頭頸部外科，准教授

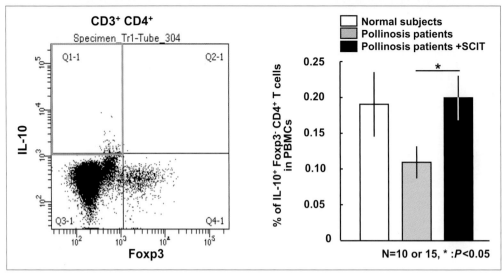

図 1. IL-10$^+$ Foxp3$^-$ CD4$^+$ T cells に与える影響

いる[1]．制御性 T 細胞には Foxp3 陽性 T 細胞，Foxp3 陰性 Tr1 細胞，Th3 細胞などのいくつかのサブセットが存在し，抗原特異的免疫療法では主に Foxp3 陽性 T 細胞，Foxp3 陰性 Tr1 細胞が誘導されると言われている．皮下免疫療法に対する自験例では，特に IL-10 産生性の Foxp3 陰性 Tr1 細胞が有意に誘導されることを確認しており[2]（図1），舌下免疫療法に対する検討では，Foxp3 陽性 T 細胞，Foxp3 陰性 Tr1 細胞がともに増加し，症状改善の VAS スコアと Foxp3 陽性 T 細胞数は正の有意な相関を認めている．

② IgG4 抗体の増加

抗原特異的免疫療法の施行により抗原特異的 IgG4 抗体が増加することは間違いない事実ではあるものの，IgG4 抗体の作用メカニズムへの関与については不明な点が多い．自験例では，皮下免疫療法において，極めて顕著に抗原特異的 IgG4 抗体の増加を認めたが，舌下免疫療法ではその施行後1年では有意な上昇は認めなかった．しかし，舌下免疫療法施行後3年において抗原特異的 IgG4 抗体は，皮下免疫療法ほどではないものの有意な増加を認めた．

IgG 抗体が遮断抗体として働き，抗原と IgE 抗体の結合を阻害する機序が以前より言われてはいるものの，症状抑制効果との相関は認められない．抗原特異的免疫療法が B 細胞に及ぼす影響として，IgG4 抗体の産生促進と IL-10 産生性の制御

性 B 細胞の誘導を挙げることができる．

IgG4 抗体は，構造的にも機能的にも他の IgG 抗体サブクラスと異なり[3]~[5]，総 IgG 抗体の5%以下とされる．低親和性 IgG 受容体である FcγRⅡb の細胞内 tail には抑制性のモチーフ ITIM が存在し，IgG 抗体との結合によりエフェクター機能を抑制するとされるが，サブクラス別の結合能は IgG4 がもっとも弱いとされている[6]．この低親和性受容体の抑制シグナルを効率よく誘導するためには，大量の IgG 抗体による低親和性受容体への結合，抗原抗体複合体による FcεRⅠと FcγRⅡb の共結合，または抗原の修飾による FcεRⅠと FcγRⅡb の共結合が必要となる．

高親和性 IgE レセプターである FcεRⅠと低親和性の IgG レセプターである FcγRⅡb を共結合することにより，肥満細胞や好塩基球の脱顆粒反応が抑制されることが知られている[7]~[10]．遺伝子工学的にネコアレルギーの主要抗原である Fel d1 とヒト IgG の Fc 部位を結合させたキメラ抗体：gamma-Fel d1（GFD）は，Fel d1 抗原部分が肥満細胞上の Fel d1 特異的 IgE 抗体に結合すると同時に IgG の Fc 部位が FcγRⅡb レセプターに結合し，シグナル伝達の抑制を介しエフェクター機能を抑制することがわかった[11][12]（図 2）．

抗原特異的免疫療法により産生された IgG4 抗体が，抗原と結合した状態の抗原抗体複合体を形成し，その複合体中の抗原が FcεRⅠ上の IgE 抗

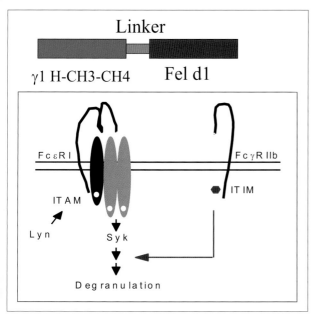

図 2. キメラ蛋白・GFD（gamma-Fel d1）
―Fel d1 抗原とヒト IgG 抗体を結合―

防御： 物理化学的防御（粘液、上皮）
　　　 免疫応答（自然免疫、獲得免疫）

寛容： 免疫寛容

**病原体には強い免疫応答を
食物抗原には寛容を**

図 3. 粘膜免疫の二面性

maf, Egr-2 および Foxp3 の mRNA を，リアル
タイム PCR 法により定量してみると IL-10 転写因
子 E4BP4 mRNA 量は SCIT 施行群で有意に強い
発現が認められた．抗原特異的免疫療法により，
E4BP4 の発現を介して IL-10 産生が誘導されてい
るのかもしれない．

舌下免疫の特殊性

1．粘膜免疫の二面性（図 3）

口腔粘膜は感染防御の第一線であるとともに，
食物由来抗原に対しての寛容性も併せ持つ必要が
ある．つまり，排除と寛容を巧みにコントロール
するための二面性を持っている．粘膜面での第一
線の防御が必要となるが，食事性蛋白などの無害
な（そして有益な）物質に対して，非自己だとして
防御免疫を発達させることは生理的に意義がな
い．過剰な免疫応答を行わないために粘膜免疫シ
ステムの抑制系制御機能が働き，寛容状態を惹起
するわけである．

この感染防御の正の免疫応答システムを利用す
るのが経鼻・経口ワクチンであり，免疫応答の負
のシステムを利用するのが舌下免疫療法，経口免
疫療法ということになる．

2．口腔粘膜に存在する樹状細胞

口腔底粘膜の樹状細胞には FcεRI が存在し，
その FcεRI を介して舌下に投与された抗原が樹
状細胞に取り込まれる．口腔底樹状細胞には TLR
の 2 と 4 が発現しており，細菌感染を防御すると
ともに，細菌抗原からのアジュバンド作用を受け
抑制分子 B7-H1 や B7-H3 などの発現増強と IL-
10 や TGF-β の産生が亢進し，制御性 T 細胞が誘
導される．誘導された制御性 T 細胞から IL-10 や

体と結合し，同時に複合体中の IgG4 抗体が Fcγ
RIIb と結合することで IgE-FcεRI からの肥満
細胞，好塩基球におけるケミカルメディエーター
遊離シグナルを抑制しているのかもしれない．

ただ，抗原特異的免疫療法によって増加する
IgG4 抗体が，抗体量依存性にエフェクター機能抑
制を誘導するのか，抗原抗体複合体による FcεR
I と FcγRIIb への共結合を介してエフェクター
機能抑制を誘導するのか，などの詳細は不明な点
が多く残されている．

また，抗原特異的免疫療法において，IL-10 産
生性の制御性 B 細胞が誘導されることがわかって
きた[13]．自験例においても，スギ花粉症に対する
皮下免疫療法により CD19 陽性 IL-10 産生性の B
細胞が有意に誘導されることを確認している[2]．

③ IL-10 の産生

抗原特異的免疫療法により誘導された制御性 T
細胞や制御性 B 細胞などから，効率良く IL-10 が
産生され，その IL-10 は種々のアレルギー反応を
抑制するとともに，B 細胞からの IgG4 抗体の産
生誘導に働くとされる．

スギ花粉飛散期終了後に健常人，スギ花粉症患
者および SCIT を 5 年以上施行したスギ花粉症患
者より血液を採取し，IL-10 転写因子 E4BP4, c-

TGF-βが産生され，Th細胞の機能を抑制するとともに，B細胞に対しては抗原特異的IgA抗体やIgG4抗体の産生を誘導させる．また，制御性T細胞はOX-40Lを発現し，肥満細胞上のOX-40に結合し肥満細胞の脱顆粒反応を抑制する．

舌下免疫療法と制御性T細胞，制御性B細胞

舌下免疫療法を施行したスギ花粉症患者の末梢血中制御性T細胞，制御性B細胞を健常人および花粉症患者と比較した．

舌下免疫療法群のFoxp3⁺CD25⁺制御性T細胞とTr1細胞は，花粉症患者群において有意に増加していた．制御性B細胞は有意な増加を認めなかった．また，IL-10の転写因子であるE4BP4，c-maf，Egr-2およびFoxp3のmRNA発現は，いずれも舌下免疫療法群で高い傾向にあった．

以上の結果より，舌下免疫療法による効果発現メカニズムにFoxp3⁺CD25⁺制御性T細胞およびTr1細胞の増加が関与する可能性が示唆された．

おわりに

抗原特異的免疫療法の作用メカニズムには不明な点が多く残されているものの，治癒を目的とした重要な治療である．今後も，① 効果の増強，② 治療期間の短縮，③ 副作用の軽減，④ バイオマーカーの確立などに向けての研究継続が必要である．

舌下免疫療法は，皮下免疫療法と同様の局所リンパ節における免疫寛容誘導と口腔底粘膜における免疫寛容誘導の特殊性を併せ持つ魅力ある治療ということができる．

文　献

1) Jutel M, Agache I, Bonini S, et al：International Consensus on Allergen Immunotherapy Ⅱ：Mechanisms, standardization, and pharmaco-economics. J Allergy Clin Immunol, **137**(2)：358-368, 2016.

2) Matsuda M, Terada T, Tsujimoto N, et al：Regulatory T and B cells in peripheral blood of subcutaneous immunotherapy-treated Japanese cedar pollinosis patients. Immunotherapy, **11**(6)：473-482, 2019.
Summary スギ花粉症に対する皮下免疫療法を施行した際に，末梢血中の制御性T細胞と制御性B細胞の有意な増加が認められた．

3) Stone JH, Zen Y, Deshpande V：IgG4-related disease. N Engl J Med, **366**(6)：539-551, 2012.
Summary IgG4抗体の特徴，他のIgGサブクラスとの相違を論じた総説．

4) Aalberse RC, Stapel SO, Schuurman J, et al：Immunoglobulin G4：an odd antibody. Clin Exp Allergy, **39**(4)：469-477, 2009.

5) Nirula A, Glaser SM, Kalled SL, et al：What is IgG4? A review of the biology of a unique immunoglobulin subtype. Curr Opin Rheumatol, **23**(2)：227, 2011.

6) Della-Torre E, Lanzillotta M, Doglioni C：Immunology of IgG4-related disease. Clin Exp Immunol, **181**(2)：191-206, 2015.

7) Malbec O, Fong DC, Turner M, et al：Fc epsilon Receptor Ⅰ-Associated lyn-Dependent Phosphorylation of Fc Receptor ⅡB During Negative Regulation of Mast Cell Activation. J Immunol, **160**：1647-1658, 1998.

8) Fong DC, Malbec O, Arock M, et al：Selective in vivo recruitment of the phosphatidylinositol phosphatase SHIP by phosphorylated Fc gamma RⅡB during negative regulation of IgE-dependent mouse mast cell activation. Immunol Lett, **54**：83-91, 1996.

9) Ott VL, Cambier JC：Activating and inhibitory signaling in mast cells：new opportunities for therapeutic intervention? J Allergy Clin Immunol, **106**：429-440, 2000.

10) Ono M, Bolland S, Tempst P, et al：Role of the inositol phosphatase SHIP in negative regulation of the immune system by the receptor Fc(gamma)RⅡB. Nature, **383**：263-266, 1996.

11) Terada T, Zhang K, Belperio J, et al：A chimeric human-cat Fcgamma-Fel d1 fusion protein inhibits systemic, pulmonary, and cutaneous allergic reactivity to intratracheal challenge in mice sensitized to Fel d1, the major cat allergen. Clin Immunol, **120**(1)：45-56, 2006.
Summary ネコアレルギーの主要抗原Fel d1とヒトIgG抗体のFc部分を遺伝子工学的に結

合させたキメラ蛋白は，喘息モデルマウスの症
状を抑制した．

12) Zhu D, Kepley CL, Zhang K, et al：A chimeric human-cat fusion protein blocks cat-induced allergy. Nat Med, 11(14)：446-449, 2005.
Summary ネコアレルギーの主要抗原 Fel d1 とヒト IgG 抗体の Fc 部分を遺伝子工学的に結
合させたキメラ蛋白は，シグナル伝達の抑制を
介し好塩基球の脱顆粒反応を抑制した．

13) Lao-Araya M, Steveling E, Scadding GW, et al： Seasonal increases in peripheral innate lymphoid type 2 cells are inhibited by subcutaneous grass pollen immunotherapy. J Allergy Clin Immunol, 134(5)：1193-1195, 2014.

MB ENT, 250：78-83, 2020

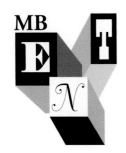

◆特集・詳しく知りたい！舌下免疫療法

舌下免疫療法とバイオマーカー

米倉修二[*1]　飯沼智久[*2]

Abstract　本邦において舌下免疫療法が 2014 年から一般治療として開始され，既に数年が経過した．舌下免疫療法のバイオマーカーとして，効果予測，アドヒアランス，効果判定，安全性などの客観的指標の確立が望まれて久しい．また，治療終了後の効果持続に関するバイオマーカーの検討も重要である．これまで我々は，大規模臨床試験の検体を用いて，患者背景因子，制御性 T 細胞や Th2 サイトカイン産生細胞を中心とした免疫学的検討および遺伝子解析などから幾つかのバイオマーカーを見い出してきた．一定の成果が得られたが，採血量や解析手技の課題があり一般臨床で利用できる域には届いているとは言えない．従来の方法に加えて，オミックス解析など最新の方法も利用しながら実用的なバイオマーカーの確立を目指す時代が到来していると考えられる.

Key words　スギ花粉症(Japanese cedar pollinosis)，アレルギー性鼻炎(allergic rhinitis)，制御性 T 細胞(regulatory T cell)，病原性 Th2 細胞(pathogenic Th2 cell)

はじめに

本邦においてスギ花粉症に対する舌下免疫療法が 2014 年から，ダニを原因とする通年性アレルギー性鼻炎に対しては 2015 年から一般治療として開始され，既に数年が経過した．現状では，治療効果の判定は症状日記や QOL 調査票などをもとに行われることが多く，主観的な要素が含まれることが否めない．もちろん主観的症状の記録は重要であるが，舌下免疫療法はプラセボ効果の高い治療法であり，客観的な真の治療効果を知ることができる指標(バイオマーカー)の確立が望まれて久しい．また，舌下免疫療法は重篤な副作用が少なく，自宅で行うことのできる治療ではあるが，3 年以上の治療期間や費用を考慮すると決して患者負担の少ない治療ではない．治療に奏功しない non-responder が 2 割程度存在することも明らかになっている．治療効果を予測する指標が確

立すれば，これらの患者負担の軽減につながる．舌下免疫療法のバイオマーカーを考えるうえでは作用機序の理解が前提となるが，詳細は前稿に譲ることとする．本稿ではこれまでの当科で行ってきた臨床研究で得られた知見を中心に，舌下免疫療法に関するバイオマーカーについて概説したい．

効果予測のバイオマーカーの検討

治療を開始する前に得ることができる情報は限られており，患者背景あるいは治療適応を確認するための簡単な採血検査などの項目から治療効果を予測できることが理想である．スギ花粉エキス舌下液の第Ⅱ/Ⅲ相試験[1]において，実薬群より good-responders(118 例)および poor-responders(42 例)を抽出し，性別・年齢・体重・罹患年数・アレルギー疾患の既往歴・家族歴・IgE 値・他のアレルゲンに対する重複感作の有無を検討したが，BMI 以外のすべての因子で有意差を認めな

[*1] Yonekura Syuji, 〒 260-8670 千葉市中央区亥鼻 1-8-1　千葉大学大学院医学研究院耳鼻咽喉科・頭頸部腫瘍学，准教授
[*2] Iinuma Tomohisa, 同，助教

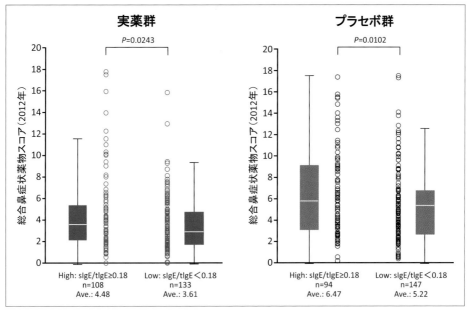

図 1．実薬群，プラセボ群ともに，スギ花粉特異的 IgE/総 IgE 比が小さい group で
症状スコアが低かった
（文献 1 より一部改変）

かった[2]．BMI 25 以上の症例は効果が低く，体型が治療効果に影響することが示唆される結果であった．ただし，BMI 25 以上の症例数が少ないことも結果に影響している可能性がある．ほとんどの因子で有意差を認めなかったことは，効果予測因子を探すうえではネガティブデータではあるが，言い換えれば背景因子にかかわらずどのような症例でも効果が出ることが期待できるとも言える．

Di Lorenzo ら[3]は，治療開始前のアレルゲン特異的 IgE/総 IgE 比が大きいほうが治療効果は高いことを報告している．しかし，我々が本試験において，スギ花粉症患者を対象に検討を行った際には，逆にアレルゲン特異的 IgE/総 IgE 比が小さいほうが治療効果は高いという結果であった（図1）[1]．ただし，プラセボ群でも同様の検討を行うと，やはり IgE 比が小さいグループで有意に臨床スコアが低い結果であった．対象の背景因子や介入の違い，解析方法などにより結果が異なるため一概に論じることはできないが，現状では治療効果を予測するバイオマーカーとして使用することは難しいと考えられる．

治療開始前でなくても，治療開始後の早い段階

で効果を判定することができれば有用なバイオマーカーとなり得る．Responders と non-responders では，制御性 T 細胞において免疫療法により誘導される遺伝子発現が異なることが報告されている[4]．我々はかずさ DNA 研究所との共同研究で，スギ花粉症に対する舌下免疫療法開始後2 ヶ月間で変動する遺伝子発現の変化について末梢血単核球を用いて検討した．2 シーズン目の症状との関連がみられないか調べたところ，いくつかの遺伝子が確認され[5][6]，効果予測のバイオマーカーになり得るか検証を現在進めている．

治療効果判定のバイオマーカーの検討

制御性 T 細胞は，舌下免疫療法の作用機序を理解するうえで極めて重要な細胞である．我々の施設では，舌下免疫療法開発当初より制御性 T 細胞の変動と治療効果について注目してきた．前述の試験において[1]，千葉大学の関連施設で試験に参加した 40 例を対象に，制御性 T 細胞の誘導とアレルゲン特異的な Th2 型免疫応答について検討した[7]．治療前，飛散期前後に採血を行い，分離した末梢血単核細胞にスギ花粉の主要抗原ペプチドである Cry j を加えて培養し，誘導されたスギ

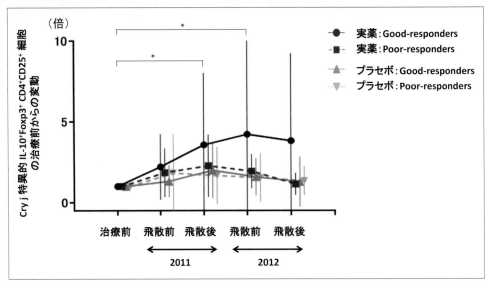

図 2. 実薬群 good-responders ではスギ花粉特異的制御性 T 細胞が有意に増加していた
    *P<0.05：実薬群 good-responders
    （文献 7 より一部改変）

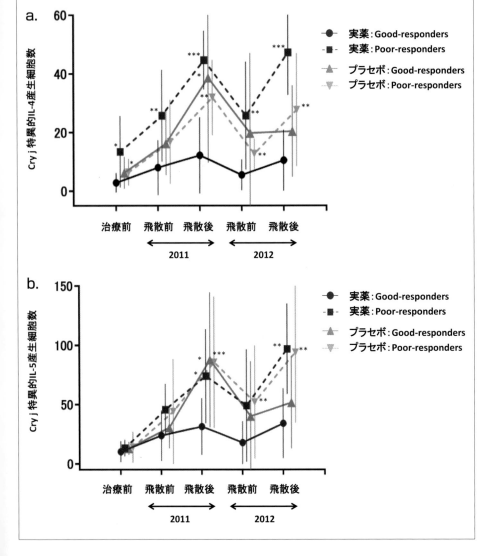

図 3.
スギ花粉特異的 IL-4 および IL-5 産生細胞数は，他の group と比較して，実薬群 good responders では有意に増加が抑制されていた
*P<0.05，**P<0.01，***P<0.001：実薬群 poor-responders，プラセボ群 vs. 実薬群 good-responders
（文献 7，11 より一部改変）

花粉特異的制御性 T 細胞(IL-10⁺CD4⁺CD25⁺Foxp3⁺)を治療前，飛散期前後にて解析した．実薬群 good-responders では治療前と比較して有意に増加していた(図2)．スギ花粉特異的2型サイトカイン産生細胞数の経時的な変化をみると，他の group と比較して，実薬群 good-responders では IL-4，IL-5(図3)ともに低値を推移しており，飛散前後の細胞数の増加も抑制されていた．これらは，免疫療法の治療効果を反映するバイオマーカーとなる可能性が示唆されたが，採血量や測定手技の課題があり，簡易キット化の実現が望まれる．

粘膜上皮に対する刺激によって放出される上皮細胞由来のサイトカインがアレルギー疾患の発症や増悪などの病態に関連することが報告されている．特に TSLP，IL-25，IL-33 などが注目されているが，千葉大学の研究では IL-33 レセプターである ST2 を発現し IL-5 を産生するメモリー Th2 細胞がアレルギー性鼻炎を含めたアレルギー疾患の発症にかかわる，いわゆる Pathogenic Th2 細胞であることが明らかにされている[8)9)]．ダニ舌下免疫療法の国内第Ⅱ/Ⅲ相臨床試験[10)]に参加していた実薬群 42 例およびプラセボ群 35 例の末梢血を用いてダニ反応性の IL-4，IL-5，IL-13 など Th2 サイトカイン産生細胞および ST2 陽性メモリー Th2 細胞数の変動について解析した[11)]．プラセボ群に比較して実薬群において Th2 サイトカイン産生細胞数および ST2 陽性メモリー Th2 細胞数は治療後に有意に低下していた．次に，実薬群およびプラセボ群において自覚症状の変化を鼻症状スコアの変化率とし，自覚症状が 30% 以上改善を示した症例を good-responders，それ以下を poor-responders として分け，全 4 group でさらに詳細な検討を行った．その結果，ST2 陽性メモリー Th2 細胞数は実薬群の中でも good-responders において有意に低下した．一方，プラセボ群では good-responders，non-responders の間で有意な差は認めなかった(図4)．Pathogenic Th2 細胞が，免疫療法の効果を示すバイオマーカーとな

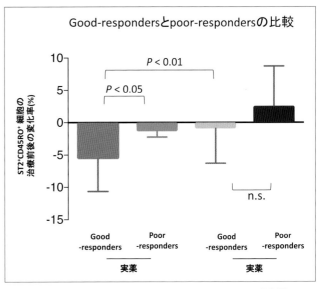

図 4．実薬群 good-responders においてダニ反応性 ST2 陽性メモリー Th2 細胞数は他の group に比較して有意に低下していた

り得る可能性が明らかになった．

海外では，免疫療法開始後の樹状細胞内の C1QA(complement C1q subcomponent subunit A)，CD141 およびリンパ系細胞内の FcγRIIIA，GATA3，RIPK4(receptor-interacting serine/threonine-protein kinase 4)の変動が治療効果を反映するバイオマーカーになり得ると報告されており[12)]，これら 5 つを組み合わせると治療開始 2ヶ月後の変動が治療効果と関連することも示されている．今後の検証が期待される．

アドヒアランスのバイオマーカー

アレルゲン特異的 IgG4 は一般的には IgE の中和抗体として作用することで，アレルギー症状の抑制に寄与していることが報告されているが[13)]，その一方では単にアレルゲンの曝露を反映しているとの報告もあり[14)]，治療の有効性に対する見解は一致していない．前述の試験における検討[2)]では，これらの抗体価の変動は有効性との関連は認められなかったが，薬剤使用のアドヒアランスには有用である可能性が示唆された(図5)．IgG4 の上昇は免疫療法の効果を得るうえで必要条件であるが，十分条件とはならないと考えられる．

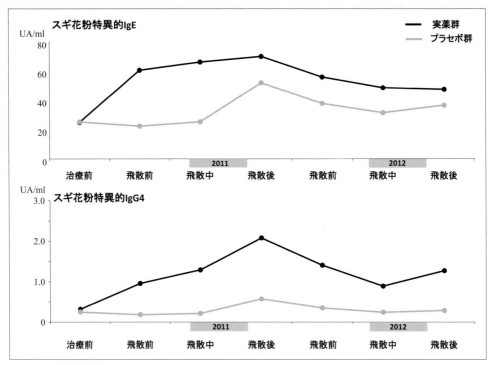

図 5. スギ花粉特異的 IgE も IgG4 も両群で同様な推移を示していた
（文献 2 より一部改変）

おわりに

　患者背景因子や臨床症状の検討，免疫学的検討，遺伝子解析などを用いた方法でバイオマーカーを見い出してきたが，一般臨床で利用できる域には届いていない．免疫療法のバイオマーカーとして，血清中のサイトカイン・ケモカイン・補体の変動，好塩基球の活性化，制御性 B 細胞や抑制性樹状細胞の誘導，鼻誘発試験なども報告されているが，十分なコンセンサスが得られているとは言い難い．本稿では触れなかったが，今後は，治療終了後の効果の持続に関するバイオマーカーなども重要な検討項目になるであろう．従来の方法に加えて，ゲノム情報をもとに，生体を構成している様々な分子を網羅的に調べていくオミックス解析など，最新の方法も利用しながらバイオマーカーの確立を目指す時代が到来していると考えられる．

文　献

1) Okamoto Y, Okubo K, Yonekura S, et al：Efficacy and safety of sublingual immunotherapy for two seasons in patients with Japanese cedar pollinosis. Int Arch Allergy Immunol, **166**：177-188, 2015.

2) Yonekura S, Okamoto Y, Sakurai D, et al：An analysis of factors related to the effect of sublingual immunotherapy on Japanese cedar pollen induced allergic rhinitis. Allergol Int, **67**：201-208, 2018.
　Summary　スギ花粉エキス舌下液の第Ⅱ/Ⅲ相試験に参加した症例の背景や採血データから，効果予測因子について検討した．

3) Di Lorenzo G, Mansueto P, Oacor ML, et al：Evaluation of serum s-IgE/total IgE ratio in predicting clinical responses to allergen-specific immunotherapy. J Allerg Clin Immunol, **123**：1103-1110, 2009.

4) Pfaar O, Agache I, de Blay F, et al：Perspectives in allergen immunotherapy：2019 and beyond. Allergy, **74** Suppl 108：3-25, 2019.

5) 岡本美孝ほか：免疫療法による花粉症治療の新しい展開を目指した研究．日本医療開発機構報告書, 2015.

6) 岡本美孝ほか：特願 2014-174499：花粉症減感作療法の治療効果を予測する方法及び診断薬．

7) Sakurai D, Yonekura S, Iinuma T, et al：Sublingual immunotherapy for allergic rhinitis：

Subjective versus objective tools to evaluate its success. Rhinology, **54**：221-230, 2016.

Summary　スギ花粉エキス舌下液の第Ⅱ/Ⅲ相試験に参加した40例を対象に免疫学的バイオマーカーについて検討した.

8）Nakayama T, Hirahara K, Onodera A, et al：Th2 Cells in Health and Disease. Annu Rev Immunol, **35**：53-84, 2017.

9）Iinuma T, Okamoto Y, Morimoto Y, et al：Pathogenicity of memory Th2 cells is linked to stage of allergic rhinitis. Allergy, **73**：479-489, 2018.

10）Okamoto Y, Fujieda S, Okano M, et al：House dust mite sublingual tablet is effective and safe in patients with allergic rhinitis. Allergy, **72**：435-443, 2017.

11）Ihara F, Sakurai D, Yonekura S, et al：Identification of specifically reduced Th2 cell subsets in allergic rhinitis patients after sublingual immunotherapy. Allergy, **73**：1823-1832, 2018.

Summary　ダニ舌下錠の第Ⅱ/Ⅲ相試験に参加した症例を対象に免疫学的バイオマーカーについて検討した.

12）Gueguen C, Bouley J, Moussu H, et al：Changes in markers associated with dendritic cells driving the differentiation of either TH2 cells or regulatory T cells correlate with clinical benefit during allergen immunotherapy. J Allergy Clin Immunol, **137**：545-558, 2016.

13）James LK, Shamji MH, Walker SM, et al：Long-term tolerance after allergen immunotherapy is accompanied by selective persistence of blocking antibodies. J Allergy Clin Immunol, **127**：509-516. e1-5, 2011.

14）Aalberse RC, Stapel SO, Schuurman J, et al：Immunoglobulin G4：an odd antibody. Clin Exp Allergy, **39**：469-477, 2009.

超実践！ がん患者に必要な 口腔ケア

― 適切な口腔管理でQOLを上げる ―

編集 山﨑知子（宮城県立がんセンター頭頸部内科 診療科長）

2020年4月発行　B5判　120頁
定価（本体価格3,900円＋税）

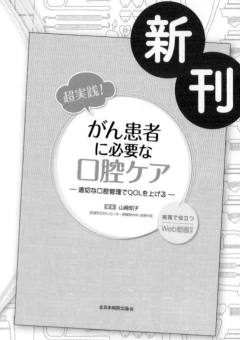

新刊

がん患者への口腔ケアについて、重要性から実際の手技、さらに患者からの質問への解決方法を、医師・歯科医師・歯科衛生士・薬剤師・管理栄養士の多職種にわたる執筆陣が豊富なカラー写真・イラスト、わかりやすいWeb動画とともに解説！
医科・歯科を熟知したダブルライセンスの編者が送る、実臨床ですぐに役立つ1冊です！

目 次

全日本病院出版会　〒113-0033 東京都文京区本郷 3-16-4　Tel：03-5689-5989
www.zenniti.com　　　　　　　　　　　　　　　　　Fax：03-5689-8030

MB ENT, 250：85-89, 2020

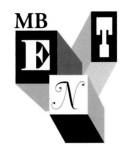

◆特集・詳しく知りたい！舌下免疫療法

COVID-19 パンデミックと
舌下免疫療法

山田武千代*

Abstract 世界保健機関（WHO）が 2020 年 3 月 11 日にパンデミックを宣言した coronavirus disease 2019（COVID-19）は世界中で急速に広がり我々を震撼させている．舌下免疫療法は IgE を介したアレルギー性鼻炎の最も重要な治療オプションとなったが，COVID-19 感染の可能性がある環境下での舌下免疫療法の知識が重要となる．今回は，アレルゲン免疫療法と COVID-19 の免疫学的変化，COVID-19 の非感染者／感染後回復の患者と舌下免疫療法，COVID-19 診断症例／SARS-CoV-2 疑い症例と舌下免疫療法の推奨事項，抗原特異的 IgE と RNA ウイルスによる pDC からの INF-α 産生抑制，舌下免疫療法による免疫学的変化と抗体療法について述べる．

Key words COVID-19, SARS-CoV-2, 免疫学的変化（immunologic change），抗原特異的 IgE（antigen-specific IgE），抗 IgE 抗体療法（anti-IgE antibody therapy）

はじめに

Coronavirus disease 2019（COVID-19）は，新型コロナウイルスである severe acute respiratory syndrome coronavirus 2（SARS-CoV-2）によるもので 2019 年 12 月に武漢の肺炎患者クラスターで最初に検出され[1)2)]，世界中に広がりパンデミックとなり，我々の生命，生活，医療を大きく制限している．発熱，咳，呼吸困難，脱力感，嗅覚障害，味覚障害，筋肉痛，下痢などの症状は多彩であるが，肺炎の有無にかかわらず，軽度〜重度，無症候性の症例もあり，診断には注意を要する．PCR 検査，抗体検査，酸素飽和度，リンパ球数，胸部 CT などのチェックや，糖尿病，冠動脈疾患，気管支喘息，COPD などの合併症有無も観察する必要がある．気管支喘息ではアレルギー性鼻炎の合併は高率であり，舌下免疫療法を行っている可能性もある．COVID-19 とアレルゲン免疫療法の免疫学的変化の知識を知る必要がある．

COVID-19 とアレルゲン免疫療法の
免疫学的変化

重症の COVID-19 患者ではリンパ球減少がみられるが，メモリー T リンパ球，CD4 T 細胞，特に CD8 T 細胞は減少する（表 1)[3)]．SARS-CoV-2 に感染した患者の細胞障害性 T リンパ球と NK 細胞は適切な抗ウイルス反応に不可欠であり，細胞傷害性 T リンパ球の機能的消耗を示し，NK 細胞および CD8$^+$T 細胞の総数は著しい減少が観察される[4)]．アレルゲン免疫療法では，アレルゲン特異的 Th2 細胞，ILC2 の減少[5)〜7)]，制御性 T 細胞，制御性 B 細胞，IL-10，TGF-β，CTLA-4，PD1 などの分子を介して免疫寛容，免疫調節反応[8)9)]が起こっているが，抗原特異的 T および B 細胞が標的であり，免疫系全体には影響せず，全身性の免疫不全にはならない．一方で，COVID-19 感染にて，アレルギー性鼻炎，じんま疹，アトピー性皮膚炎の病態は悪化しない[10)11)]が，COVID-19 による全身性 Th1 応答，インフラマソーム活性化，サ

＊ Yamada Takechiyo, 〒 010-8543 秋田市本道 1-1-1 秋田大学大学院医学部耳鼻咽喉科・頭頸部外科，教授

表 1. アレルゲン免疫療法と COVID-19 の免疫学的変化

免疫学的変化	アレルゲン免疫療法	COVID-19
T 細胞応答	Th2 細胞抑制 Treg/Th1 細胞誘導	重症例のリンパ球減少症
CD8$^+$T 細胞	大きな変化ない	著明に減少
Th1/Th2 応答	局所での抗原特異的 Th2 応答減少	重症例で全身サイトカインストーム
好酸球	メディエーターと好酸球は局所で減少	半分以上の患者で減少
抗原特異的 IgE	長期的に観察すると抗原特異的 IgE 低下/抗原特異的 IgG₄ 増加	急性期に SARS-CoV-2 特異的 IgM 増加/回復期に特異的 IgG 増加

（文献 3 より改変）

表 2. COVID-19 の非感染者/感染後回復の患者と舌下免疫療法

COVID-19 の非感染者/感染後回復の患者
・SARS-CoV-2 感染が疑われない無症状の患者 　（陽性患者接触の有無は問わず） ・RT-PCR 陰性 ・ウイルス特異的 IgM（－）SARS-CoV 2 血清 IgG（＋）
舌下免疫療法の中断は推奨しない 　舌下免疫療法は自宅で可能 　COVID-19 パンデミックでは舌下免疫療法継続可能 　アレルギー診療は COVID-19 に対処するために不可欠 　医療スタッフは WHO ガイドラインに従う

（文献 3 より改変）

表 3. COVID-19 診断症例/SARS-CoV-2 疑い症例と舌下免疫療法の推奨事項

COVID-19 診断症例または SARS-CoV-2 の疑い症例
・SARS-CoV-2 陽性患者と接触し症状のある患者 ・RT-PCR 陽性
舌下免疫療法の中断

（文献 3 より改変）

イトカインストームは，急性呼吸窮迫症候群（ARDS）や多臓器不全の原因となる[12]．IL-2，IL-7，IL-10，G-CSF，IP-10，MCP-1，MIP-1A，TNFα が重度の COVID-19 で観察される[13]．

COVID-19 の非感染者／感染後回復の患者／COVID-19 診断症例／SARS-CoV-2 疑い症例と舌下免疫療法の推奨事項

COVID-19 でも，他の急性呼吸器感染症の場合と同様に舌下免疫療法を一時的に中止し，症状が消失治癒したと判断されたら再開となる．COVID-19 の非感染者／感染後回復の患者，すなわち，陽性患者接触の有無は問わず SARS-CoV-2 感染が疑われない無症状の患者，RT-PCR 陰性，ウイルス特異的 IgM（－）SARS-CoV 2 血清 IgG（＋）の場合，舌下免疫療法の中断は推奨しない．舌下免疫療法は自宅で可能であり 3 密が避けられ，COVID-19 パンデミックでも継続可能である．アレルギー診療は COVID-19 に対処するため

に不可欠であり，医療スタッフは WHO ガイドラインに従うよう指導する（表2）．COVID-19 診断症例または SARS-CoV-2 の疑い症例，すなわち，SARS-CoV-2 陽性患者と接触し症状のある患者，RT-PCR 陽性は舌下免疫療法の中断する（表3）．症状が消失，治癒したと判断（表2）されたら再開可能となる．

抗原特異的 IgE と RNA ウイルスによる pDC からの INF-α 産生抑制

COVID-19 の重症例での基礎疾患の 1 つに気管支喘息が挙げられている．抗原特異的 IgE も影響を与えている可能性が示唆されている．図 1 のように，正常な気道では，ウイルス感染が起こると形質細胞様樹状細胞（pDC）I 型および III 型インターフェロンを産生しウイルス殺菌効果を示す．これらの細胞は正常では FcεRI の低レベルの発現であるが，アレルギー疾患があると，pDC の FcεRI 発現が高発現する．FcεRI 発現量が高いとイ

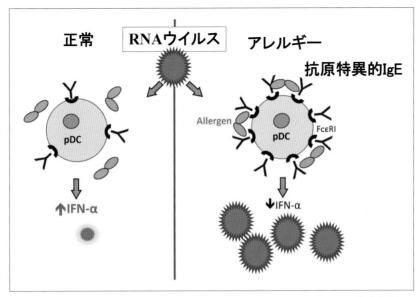

図 1. 抗原特異的 IgE と RNA ウイルスによる pDC からの INF-α 産生抑制
（文献 14 より改変）

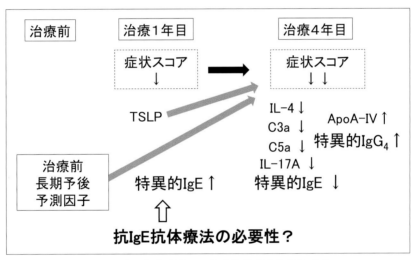

図 2. 舌下免疫療法での免疫学的変化と抗体療法

ンターフェロン産生が低下し，さらに，抗原と抗
原特異的IgEが存在するとFcεRIの架橋によりイ
ンターフェロン応答がさらに低下することが判明
している[14]．抗原特異的IgEを減少させればウイ
ルス感染に対するインターフェロン応答の抑制を
改善する可能性がある．

舌下免疫療法での免疫学的変化と抗体療法

　図2はスギ舌下免疫療法での免疫学的変化を示
す．国民の半数が罹患しているアレルギー性鼻炎
の患者数は近年増加傾向にあり，国民病といわれ

るスギ花粉症[15]は継続して重大な問題となってい
る．我々は，長期スギ舌下免疫療法において1年
目と4年目を比較すると血清のIL-17A，IL-4，
C3a，C5aが減少することを明らかにした[16]．さら
に，抗原特異的IgEが減少し（図2），抗原特異的
IgG4，ApoA-IVが増加することが明らかとなり，
網羅的解析で治療前に酸化ストレスがあると長期
効果が低くなることが明らかとなった．
　オマリズマブ（ゾレア®）はIgEのマスト細胞結
合部位Cε3に対するヒト化抗ヒトIgEモノクロー
ナル抗体であり，遊離したIgEと結合しその活性

化を抑制する．抗ヒスタミン薬と鼻噴霧用ステロイド薬の併用でも，症状の残る患者に対しての投与効果をプラセボと比較し，有意に有効であった治験結果により，今回の適応取得となっている．前シーズン治療での鼻噴霧用ステロイド薬とケミカルメディエーター受容体拮抗薬の投与での不十分な理由なども診療報酬明細書に記載する必要があり，スギ特異的 IgE スコア＋3 以上，既存治療にコントロール不十分な重症スギ花粉症患者，12 歳以上が対象で，最適使用推進ガイドラインに基づいて使用する．スギ舌下免疫療法 1 年目では，舌下抗原増量の時期や飛散ピーク時合わせて抗原特異的 IgE の増加が認められ，副反応が認められる時期に一致する．オマリズマブをスギ舌下免疫療法 1 年目に行うと副反応を抑制し臨床効果が期待される．さらに，特異的 IgE を減少させればインターフェロン応答を改善させ，ウイルス感染を低下させる可能性もあるが検証が必要である．

最後に

令和元年（平成 31 年，2019 年）度からの「免疫アレルギー疾患研究 10 か年戦略」では，本態解明，社会の構築，疾患特性の 3 戦略が定められた．本態解明の具体的研究事項では，未来の花粉症の治療では，アレルゲン免疫療法と抗体医薬（オマリズマブ）の組み合わせ，層別化医療，治療開始前効果予測を可能とするマーカーの開発研究，予防的・先制的医療としての microbiome や温暖化対策，臓器連関免疫アレルギー研究と免疫アレルギー関連シグナル制御の新薬開発の重要性が示された．予期せぬ COVID-19 などの新規ウイルス感染の対応は示されていない．COVID-19 は世界中に広がりパンデミックとなり長期的な戦いが予想される．COVID-19 の感染に注意しながら「免疫アレルギー疾患研究 10 か年戦略」に従い，COVID-19 の重症化危険因子の候補とされる気管支喘息などアレルギー疾患に対して，特異的 IgE を減少させる舌下免疫療法などで治療を十分に行うことが重要である．

参考文献

1) Zhu N, Zhang D, Wang W, et al：A Novel Coronavirus from Patients with Pneumonia in China, 2019. N Engl J Med, 382(8)：727-733, 2020.
2) Li Q, Guan X, Wu P, et al：Early Transmission Dynamics in Wuhan, China, of Novel Coronavirus-Infected Pneumonia. N Engl J Med, 382 (13)：1199-1207, 2020.
3) Klimek L, JutelM, Akdis C, et al：Handling of Allergen Immunotherapy in the COVID-19 Pandemic： An ARIA-EAACI Statement. Allergy 2020 Apr 24. doi： 10.1111/all.14336. Online ahead of print.
   Summary 抗原特異的免疫療法と COVID-19，各種ウイルス感染，免疫学的変化，アレルギー専門施設の対策，患者の対応の推奨事項などを概説している．
4) Zheng M, Gao Y, Wang G, et al：Functional exhaustion of antiviral lymphocytes in COVID-19 patients. Cell Mol Immunol, 17 (5)：533-535, 2020.
5) Akdis CA, Akdis M, Blesken T, et al：Epitope-specific T cell tolerance to phospholipase A2 in bee venom immunotherapy and recovery by IL-2 and IL-15 in vitro. J Clin Invest, 98(7)：1676-1683, 1996.
6) Jutel M, Akdis M, Budak F, et al：IL-10 and TGF-beta cooperate in the regulatory T cell response to mucosal allergens in normal immunity and specific immunotherapy. Eur J Immunol, 33(5)：1205-1214, 2003.
7) Kortekaas Krohn I, Shikhagaie MM, Golebski K, et al：Emerging roles of innate lymphoid cells in inflammatory diseases：Clinical implications. Allergy, 73(4)：837-850, 2018.
8) Jutel M, Agache I, Bonini S, et al：International Consensus on Allergen Immunotherapy Ⅱ： Mechanisms, standardization, and pharmacoeconomics. J Allergy Clin Immunol, 137(2)：358-368, 2016.
9) Pfaar O, Agache I, de Blay F, et al：Perspectives in allergen immunotherapy：2019 and beyond. Allergy, 74 Suppl 108：3-25, 2019.
10) Zhang JJ, Dong X, Cao YY, et al：Clinical characteristics of 140 patients infected with SARS-CoV-2 in Wuhan, China. Allergy. 2020.

11) Dong X, Cao YY, Lu XX, et al : Eleven Faces of Coronavirus Disease 2019. Allergy. 2020.

12) Ruan Q, Yang K, Wang W, et al : Clinical predictors of mortality due to COVID-19 based on an analysis of data of 150 patients from Wuhan, China. Intensive Care Med, **46**(5) : 846-848, 2020.

13) Prompetchara E, Ketloy C, Palaga T : Immune responses in COVID-19 and potential vaccines : Lessons learned from SARS and MERS epidemic. Asian Pac J Allergy Immunol, **38** (1) : 1-9, 2020.

14) Jackson DJ, James E Gern JE, Lemanske RF, et al : The Contributions of Allergic Sensitization and Respiratory Pathogens to Asthma Inception. J Allergy Clin Immunol, **137** : 659-665, 2016.

15) Yamada T, Saito H, Fujieda S : Present state of Japanese cedar pollinosis : the national affliction. J Allergy Clin Immunol, **133** : 632-639, 2014.

16) Sakashita M, Yamada T, Imoto Y, et al : Long-term sublingual immunotherapy for Japanese cedar pollinosis and the levels of IL-17A and complement components 3a and 5a. Cytokine, **75** : 181-185, 2015.

FAX による注文・住所変更届け

改定：2015 年 1 月

毎度ご購読いただきましてありがとうございます.

読者の皆様方に小社の本をより確実にお届けさせていただくために，FAX でのご注文・住所変更届けを受けつけております. この機会に是非ご利用ください.

◇ご利用方法

FAX 専用注文書・住所変更届けは，そのまま切り離して FAX 用紙としてご利用ください. また，注文の場合手続き終了後，ご購入商品と郵便振替用紙を同封してお送りいたします. **代金が 5,000 円をこえる場合，代金引換便とさせて頂きます.** その他，申し込み・変更届けの方法は電話，郵便はがきも同様です.

◇代金引換について

本の代金が 5,000 円をこえる場合，代金引換とさせて頂きます. 配達員が商品をお届けした際に，現金またはクレジットカード・デビットカードにて代金を配達員にお支払い下さい(本の代金＋消費税＋送料). (※年間定期購読と同時に 5,000 円をこえるご注文を頂いた場合は代金引換とはなりません. 郵便振替用紙を同封して発送いたします. 代金後払いという形になります. 送料は定期購読を含むご注文の場合は頂きません)

◇年間定期購読のお申し込みについて

年間定期購読は，1 年分を前金で頂いておりますため，代金引換とはなりません. 郵便振替用紙を本と同封または別送いたします. 送料無料，また何月号からでもお申込み頂けます.

毎年末，次年度定期購読のご案内をお送りいたしますので，定期購読更新のお手間が非常に少なく済みます.

◇住所変更届けについて

年間購読をお申し込みされております方は，その期間中お届け先が変更します際，必ずご連絡下さいますようよろしくお願い致します.

◇取消，変更について

取消，変更につきましては，お早めに FAX，お電話でお知らせ下さい.

返品は，原則として受けつけておりませんが，返品の場合の郵送料はお客様負担とさせていただきます. その際は必ず小社へご連絡ください.

◇ご送本について

ご送本につきましては，ご注文がありましてから約 1 週間前後とみていただきたいと思います. お急ぎの方は，ご注文の際にその旨をご記入ください. 至急送らせていただきます. 2～3 日でお手元に届くように手配いたします.

◇個人情報の利用目的

お客様から収集させていただいた個人情報，ご注文情報は本サービスを提供する目的(本の発送，ご注文内容の確認，問い合わせに対しての回答等)以外には利用することはございません.

その他，ご不明な点は小社までご連絡ください.

株式会社 全日本病院出版会

〒113-0033 東京都文京区本郷 3-16-4-7 F
電話 03(5689)5989　FAX03(5689)8030　郵便振替口座 00160-9-58753

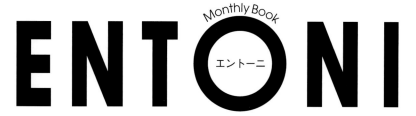

Monthly Book

ENTONI
エントーニ

FAX 専用注文書

「Monthly Book ENTONI」誌のご注文の際は，この FAX 専用注文書
もご利用頂けます．また電話でのお申し込みも受け付けております．
毎月確実に入手したい方には年間購読申し込みをお勧めいたします．また
各号 1 冊からの注文もできますので，お気軽にお問い合わせください．

| バックナンバー合計 5,000 円以上のご注文は代金引換発送 | ―お問い合わせ先―
㈱全日本病院出版会　営業部
電話 03(5689)5989　　FAX 03(5689)8030 |

□年間定期購読申し込み　No.　　　から

□バックナンバー申し込み

No.	-	冊	No.	-	冊	No.	-	冊	No.	-	冊
No.	-	冊	No.	-	冊	No.	-	冊	No.	-	冊
No.	-	冊	No.	-	冊	No.	-	冊	No.	-	冊
No.	-	冊	No.	-	冊	No.	-	冊	No.	-	冊

□他誌ご注文

	冊		冊

| お名前 | フリガナ

　　　　　　　　　　　　　　　　　印 | 診療科 |
| ご送付先 | 〒　　-

□自宅　　□お勤め先 | |

| 電話番号 | □自宅
□お勤め先 |

FAX 03-5689-8030 全日本病院出版会行

年　月　日

住 所 変 更 届 け

お名前	フリガナ	
お客様番号		毎回お送りしています封筒のお名前の右上に印字されております8ケタの番号をご記入下さい。
新お届け先	〒　　　　　都道府県	
新電話番号	（　　　　）	
変更日付	年　月　日より	月号より
旧お届け先	〒	

※ 年間購読を注文されております雑誌・書籍名に✓を付けて下さい。

☐ Monthly Book Orthopaedics （月刊誌）

☐ Monthly Book Derma. （月刊誌）

☐ 整形外科最小侵襲手術ジャーナル （季刊誌）

☐ Monthly Book Medical Rehabilitation （月刊誌）

☐ Monthly Book ENTONI （月刊誌）

☐ PEPARS （月刊誌）

☐ Monthly Book OCULISTA （月刊誌）

通常号⇒ 2,500 円＋税
※No.204 以前発行のバックナンバー,
　各目次等の詳しい内容は HP
　（www.zenniti.com）をご覧下さい.

編集顧問：本庄 巌	京都大学名誉教授	
編集主幹：小林 俊光	仙塩利府病院 耳科手術センター長	**No. 250 編集企画：** 藤枝 重治 福井大学教授
曾根 三千彦	名古屋大学教授	

Monthly Book ENTONI No.250

2020 年 10 月 15 日発行（毎月 1 回 15 日発行）
定価は表紙に表示してあります.
Printed in Japan

発行者　末 定 広 光
発行所　株式会社　全日本病院出版会
〒 113-0033 東京都文京区本郷 3 丁目 16 番 4 号 7 階
電話 (03) 5689-5989　Fax (03) 5689-8030
郵便振替口座 00160-9-58753

© ZEN・NIHONBYOIN・SHUPPANKAI, 2020

印刷・製本　三報社印刷株式会社　電話 (03) 3637-0005
広告取扱店　㈱日本医学広告社　電話 (03) 5226-2791

・本誌に掲載する著作物の複製権・翻訳権・上映権・譲渡権・公衆送信権（送信可能化権を含む）は株式会社全日本病院出版会が保有します.

・ JCOPY ＜ (社) 出版者著作権管理機構 委託出版物＞
本誌の無断複写は著作権法上での例外を除き禁じられています. 複写される場合は, そのつど事前に, (社) 出版者著作権管理機構（電話 03-5244-5088, FAX 03-5244-5089, e-mail: info@jcopy.or.jp）の許諾を得てください.
本誌をスキャン, デジタルデータ化することは複製に当たり, 著作権法上の例外を除き違法です. 代行業者等の第三者に依頼して同行為をすることも認められておりません.